Simon Bimczok

Wie können technische Assistenzsysteme die ambulante Krankenpflege verbessern?

Potentiale und Herausforderungen im Pflegealltag

Bibliografische Information der Deutschen Nationalbibliothek:

Die Deutsche Nationalbibliothek verzeichnet diese Publikation in der Deutschen Nationalbibliografie; detaillierte bibliografische Daten sind im Internet über http://dnb.d-nb.de abrufbar.

Impressum:

Copyright © Social Plus 2020

Ein Imprint der GRIN Publishing GmbH, München

Druck und Bindung: Books on Demand GmbH, Norderstedt, Germany

Covergestaltung: GRIN Publishing GmbH

Abstract

Die Einwohnerzahl Deutschlands nimmt langfristig ab, wohingegen der Anteil an Menschen über 60 Jahre kontinuierlich wächst. Die Altersstruktur der deutschen Bevölkerung erhöht sich somit immer weiter. Der demografische Wandel stellt auch die nationale Gesundheitspolitik vor multiple Herausforderungen. Die Frage, ob die professionelle Pflege in Zukunft in der Lage sein wird, die 3,41 Millionen pflegebedürftigen Menschen angemessen zu versorgen, stellt sich automatisch. Schon jetzt werden mehr als zwei Drittel aller Pflegebedürftigen zu Hause versorgt. Gleichzeitig dringt der Trend der Digitalisierung unaufhaltsam in alle Wirtschaftsbereiche vor. Der Gesundheitssektor gilt im Branchenvergleich jedoch als Schlusslicht der Digitalisierungswelle. In dieser Arbeit geht es deshalb darum, zu analysieren, ob technische Assistenzsysteme in der ambulanten Pflege dazu beitragen können, Lösungen für die strukturellen Veränderungen, die der demografische Wandel in Form einer alternden Gesellschaft mit sich bringt, zu finden. Zur Durchführung dieser Analyse werden, nach einer ausführlichen Einführung in die Problemstellung, die Potentiale technischer Assistenzsysteme den zu bewältigen Herausforderungen gegenübergestellt, um die Forschungsfrage hinreichend zu beantworten. Eine Übersicht und Bewertung aktueller Literatur liegt den verwendeten Quellen zugrunde. Die Ergebnisse dieser Literaturrecherche zeigen, dass Technik aus der ambulanten Pflege schon nicht mehr wegzudenken ist und dass sie enorme Potentiale mit sich bringt, dem Pflegenotstand im Zuge des demografischen Wandels entgegenzuwirken. Jedoch müssen bei der Technikentwicklung viele Aspekte bedacht werden und der Mensch als Mittelpunkt der Pflege darf nie aus dem Blickfeld geraten.

Inhaltsverzeichnis

Abbildungsverzeichnis

1 Einleitung

Der demografische Wandel in Form einer immer älter werdenden Gesellschaft schreitet in Deutschland im Vergleich zu anderen EU-Mitgliedsstaaten mit am schnellsten voran (Haustein et al. 2016: 6). Die Einwohnerzahl Deutschlands nimmt langfristig ab, wohingegen der Anteil an Menschen über 60 Jahre aufgrund verschiedener Faktoren kontinuierlich wächst. Das bringt einige Herausforderungen an das nationale Gesundheitssystem mit sich. Durch den Anstieg der durchschnittlichen Lebensdauer nimmt die Menge und Varietät altersbedingter Erkrankungen stetig zu. Infolgedessen wächst der Anteil an Menschen in unserer Gesellschaft, die auf stetige Hilfe in ihrem Alltag angewiesen sind (vgl. Nagel 2017). Im Jahr 2017 waren 3,41 Millionen Menschen im Sinne des Pflegeversicherungsgesetzes als pflegebedürftig einzustufen, mehr als zwei Drittel von ihnen wurden zu Hause versorgt (Statistisches Bundesamt 2018: 16). Gleichzeitig herrscht ein Mangel an ausgebildeten Pflegefachkräften und die aktuell praktizierenden Pflegekräfte werden immer älter. Somit sind pflegebedürftige Menschen im ambulanten Bereich immer mehr auf informelle Pflegekräfte (Angehörige, Freunde, Nachbarn) angewiesen, die aber durch diese Tätigkeit oft Schaden an ihrer physischen und psychischen Gesundheit nehmen (Rashidi & Mihailidis 2013: 579). Im Zuge dieses Problems kommt der Digitalisierung im ambulanten Pflegebereich eine immer größer werdende Bedeutung zu. Die Relevanz des Bedarfs der Unterstützung durch technische Assistenzsysteme für alle am Pflegeprozess Beteiligten ist daher nicht mehr zu ignorieren. Die Integration von technischen Assistenzsystemen ins häusliche Umfeld bietet Pflegebedürftigen die Möglichkeit, trotz ihrer Einschränkungen, ein selbstständiges Leben in gewohnter Umgebung zu führen und entlastet (in)formell Pflegende.

Diese Arbeit beschäftigt sich aufgrund der oben beschriebenen Problematik mit den Potentialen und Herausforderungen technischer Assistenzsysteme in der ambulanten Krankenpflege. Konkret lautet die Fragestellung: Wie können die Potentiale technischer Assistenzsysteme genutzt werden, um die Herausforderungen einer alternden Gesellschaft im Rahmen der ambulanten Krankenpflege zu bewältigen? Die Fragestellung wird anhand einer Übersicht und Bewertung aktueller Literatur beantwortet. Die These ist, dass technische Assistenzsysteme einen entscheidenden Beitrag zur Abschwächung der negativen Folgen des demografischen Wandels im Bereich der ambulanten Pflege leisten können, wenn es gelingt, Technik sinnvoll und nachhaltig in den Pflegealltag zu integrieren.

Aspekte wie die Akzeptanz und Einbindung der Nutzenden, die Finanzierung technischer Systeme und auch der Datenschutz spielen bei der Entwicklung neuer Technologien eine entscheidende Rolle.

Die Arbeit gibt zu Beginn eine kurze Erläuterung der Determinanten des demografischen Wandels, woraufhin dann die daraus entstehenden Problematiken in der ambulanten Krankenpflege beschrieben werden. Zum Verständnis dieser Arbeit ist es wichtig, aufzuzeigen, welche verschiedenen Facetten die Digitalisierung der Pflege in Deutschland beinhaltet und auf welchem Stand sie sich im Vergleich mit anderen Branchen befindet. Wenn das geklärt ist, soll die historische Betrachtung der Entwicklung technischer Assistenzsysteme in der Pflege zeigen, dass ihr Einsatz zwar nichts Neues ist, dass jedoch durch die fortschreitende Digitalisierung, im Rahmen der sogenannten ‚Pflege 4.0‘, ganze Arbeitsprozesse neu strukturiert werden. Anschließend wird das breite Feld technischer Assistenzsysteme mit Hilfe verschiedener Klassifizierungsansätze dargestellt. Der Abschnitt, der sich mit technischen Assistenzsystemen in der Anwendung beschäftigt, dient dazu, eine Vorstellung darüber zu vermitteln, welche Systeme gemeint sind, wenn dann anschließend im zentralen Teil die Potentiale und Herausforderungen der Entwicklung technischer Assistenzsysteme dargestellt und gegeneinander abgewogen werden. Anschließend an diese beiden Kapitel wird im Fazit dann die Fragestellung beantwortet, ein Ausblick gegeben und Handlungsempfehlungen abgeleitet. Die Ergebnisse werden diskutiert und die Fragestellung bestmöglich beantwortet und in den Gesamtkontext des demografischen Wandels eingeordnet.

2 Der demografische Wandel

Der Begriff ‚Demografie' kommt aus dem Griechischen und wird wörtlich übersetzt mit ‚Volksbeschreibung'. Heutzutage beschäftigen sich Demografen mit dem gegenwärtigen und vergangenen Zustand einer Bevölkerung und ziehen daraus Schlüsse für die Zukunft (Thurich 2011: 16). Der demografische Wandel beschreibt also die Veränderungen der Bevölkerungszusammensetzung eines Landes über die Zeit. Anhand von Kennziffern wird der Einfluss bestimmter Faktoren auf die Veränderung von Struktur und Umfang der Bevölkerung dargestellt. Hierbei lassen sich die drei wesentlichen Determinanten Migration, Fertilität und Mortalität ausmachen (Kühn 2017, o.S.), deren Veränderung über die Zeit auch den demografischen Wandel prägt.

2.1 Determinanten des demografischen Wandels

Die *Migration* beschreibt die räumliche Bevölkerungsveränderung durch Zu- oder Abwanderung (Immigration/Emigration). Die Differenz dieser beiden Kennzahlen bildet den Migrationssaldo. 2018 kam es in Deutschland zu ca. 1,6 Millionen Zuzügen und ca. 1,2 Millionen Fortzügen, also einem Migrationssaldo von ca. 400.000 (Statistisches Bundesamt 2019d, o.S.) Ein positiver Migrationssaldo hat häufig einen verjüngenden Einfluss auf die Altersstruktur und einen positiven auf die Erwerbstätigkeit eines Landes (bpb 2019, o.S.),

Die *Fertilität* beschreibt die Fruchtbarkeit einer Bevölkerung anhand der Kennziffer der Nettoreproduktionsrate. Konkret zeigt diese Zahl, wie viele Kinder eine Frau in der entsprechenden Gesellschaft im Laufe ihres Lebens bekommen würde, wenn ihr Geburtenverhalten so wäre, wie das Durchschnittliche aller Frauen im Alter von 15 bis 49 im jeweils betrachteten Jahr. Um die Einwohnerzahl konstant zu halten, sollte die Nettoreproduktionsrate im Schnitt bei 2,1 Kindern pro Frau liegen (Kühn 2017, o.S.). Nachdem sie seit 2009 von 1,36 kontinuierlich auf 1,59 angestiegen war, sank diese Kennziffer in Deutschland im Jahr 2017 erstmalig wieder, und lag somit bei 1,57 (Statistisches Bundesamt 2019c, o.S.). Diese Fertilitätsrate bedeutet, dass in jeder neuen Generation weniger potentielle Mütter geboren werden, als in der vorherigen.

Die *Mortalität* ist der letzte und besonders prägende Einflussfaktor auf die Bevölkerungsentwicklung und zeigt sich in der Lebenserwartung. Dem Bericht des statistischen Bundesamtes über ältere Menschen in Deutschland ist zu entnehmen, dass sich die Lebenserwartung seit Ende des 19. Jahrhunderts fast verdoppelt hat und somit mittlerweile bei 78 Jahren für Männer und 83 Jahren für Frauen liegt. Dieser Abstand zwischen den Geschlechtern wird sich in Zukunft weiter verringern. Gleichzeitig ist ein stetiger Anstieg der ‚ferneren Lebenserwartung', also der Generation 60 plus, zu verzeichnen (Haustein et al. 2016: 44). Das führt dazu, dass der Anteil hochaltriger Menschen in Deutschland seit längerem stark ansteigt. 27 Prozent der Bevölkerung waren im Jahr 2014 schon 60 Jahre oder älter, 11 Prozent sogar über 75 Jahre. Auffällig ist der größere Anteil an Frauen in den hohen Altersklassen, bei den 90- bis 99-Jährigen liegt er bei 78 Prozent. (Haustein et al. 2016: 10). Höpflinger beschreibt diesen Effekt als ‚Feminisierung des Alters' und begründet ihn anhand tiefverankerter soziokultureller Aspekte (Höpflinger 2019: 2 ff.). Die stetig steigende Lebenserwartung lässt sich vor allem auf eine bessere gesundheitliche Versorgung und den rasanten medizinischen Fortschritt zurückführen, wodurch besseres Wissen über Krankheitsursachen, sowie deren Präventionsmöglichkeiten verfügbar geworden ist. Ein weiterer Faktor ist zudem die gesunkene gesundheitliche Belastung durch schlechte Arbeits- und Lebensbedingungen (Kühn 2017, o.S.).

Zur Beantwortung der Frage, ob sich der Trend der alternden Bevölkerung in den kommenden Jahrzehnten fortsetzen wird, veröffentlicht das Statistische Bundesamt regelmäßig koordinierte Bevölkerungsvorausberechnungen. Diese Arbeit basiert auf der vierzehnten Ausgabe, welche im Juni 2019 erschienen ist. Um der Unsicherheit hinsichtlich der Entwicklung der oben beschriebenen Determinanten gerecht zu werden und auch zur Sensitivitätsanalyse, werden verschiedene Szenarien der Bevölkerungsentwicklung angenommen. Als Kernelement des gesamten Rechnungssystems zur Vorausberechnung zeigen neun Hauptvarianten die Spannbreite der möglichen Entwicklungen auf. Diese Varianten sind keine Prognosen, sondern nur ‚Wenn-Dann-Aussagen'. Je nach Variante wird die Zahl der Menschen im Erwerbsalter zwischen 20 und 66 Jahren voraussichtlich bis 2035 um vier bis sechs Millionen abnehmen und bis 2060 sogar um sechs bis zwölf Millionen. Durch einen zeitgleichen Anstieg des Anteils der über 80-Jährigen, wäre jeder zehnte Deutsche in dreißig Jahren mindestens 80 Jahre alt. Der Einfachheit halber wird im Folgenden nur die als am wahrscheinlichsten eingestufte Variante (G2-L2-W2: Moderate Entwicklung der Determinanten) betrachtet. Bei dieser Variante wird eine konstante Fertilitätsrate von 1,55 angenommen. Zudem geht man von einem kontinuierlichen Anstieg der Lebenserwartung bei Geburt auf 84,4 Jahre für Männer und 88,1 Jahre für Frauen bis 2060 und einem durchschnittlichen Migrationssaldo von 221.000 aus. Unter diesen Voraussetzungen wird der Anteil von

Menschen, die älter als 67 Jahre sind von aktuell etwa 19 Prozent auf voraussichtlich etwa 22,8 Prozent bis 2030 und sogar 26,3 Prozent bis 2050 ansteigen (Statistisches Bundesamt 2019b, o.S.). Ländliche Regionen werden von dieser Veränderung der Altersstruktur besonders betroffen sein und solche im Osten Deutschlands noch einmal stärker als im Westen (Statistisches Bundesamt 2019a, o.S.).

Nach der genauen Betrachtung der Einflussfaktoren auf den demografischen Wandel in Deutschland, lässt sich schlussfolgern, dass ein Anstieg der Lebenserwartung und somit ein Anstieg des Anteils der hochbetagten Menschen in der Bevölkerung nicht zu bezweifeln ist. Die oben aufgeführten demografischen Entwicklungen werden das Gesundheitssystem und somit auch die ambulante Pflege vor die Herausforderung stellen, eine angemessene Versorgung für die alternde Bevölkerung sicherzustellen.

2.2 Der Pflegebedürftigkeitsbegriff

Bevor der demografische Wandel in der ambulanten Pflege erläutert wird, ist es wichtig zu verstehen, wie festgelegt wird, zu welchem Grad ein Mensch pflegebedürftig ist. Das erleichtert später das Verständnis der Bedürfnisse der potentiellen Zielgruppen. Der Pflegebedürftigkeitsbegriff ist seit dem 01.01.2017 neu definiert und genauer unterteilt worden. Im Rahmen des zweiten Pflegestärkungsgesetzes kam es zur Aufstockung von drei auf fünf Pflegegraden und der Einführung von sechs Modulen, die zur Bewertung der Pflegebedürftigkeit dienen sollen. Diese Module mit ihrer jeweiligen prozentualen Gewichtung innerhalb des Bewertungssystems sind ‚Mobilität‘ (10 Prozent), ‚geistige und kommunikative Fähigkeiten‘ sowie ‚Verhaltensweisen und psychische Problemlagen‘ (gemeinsam 15 Prozent), ‚Selbstversorgung‘ (40 Prozent), ein ‚selbstständiger Umgang mit krankheits- oder therapiebedingten Anforderungen und Belastungen‘ (20 Prozent) und letztlich die ‚Gestaltung des Alltagslebens und der sozialen Kontakte‘ (15 Prozent). Daraus resultiert ein Punktesystem von 0 bis 100, welches am Ende zur begründeten Einstufung in einen der fünf Pflegegrade führt. Der Pflegegrad orientiert sich demnach an der Schwere der Beeinträchtigung der Selbstständigkeit oder anderer Fähigkeiten und reicht von einer geringen über erhebliche, schwere und schwerste Beeinträchtigung bis zur zusätzlichen Bemerkung, dass „besondere Anforderungen an die pflegerische Versorgung" notwendig sind, was in einer Einstufung in den Pflegegrad 5 resultiert (BMJV 2017, o.S.).

Dass der Pflegebedürftigkeitsbegriff nun weiter gefasst wird als zuvor, liegt daran, dass seit Anfang des Jahres 2017 keine gesonderte Behandlung von körperlicher und geistiger Beeinträchtigung mehr stattfindet. Außerdem bewirkte die Gesetzesänderung, dass die Bewertung der Pflegebedürftigkeit jetzt losgelöst vom zeitlichen Hilfebedarf stattfinden kann, sodass bei jedem Menschen individuell die Eigenständigkeit im Alltag bewertet wird (BMG 2018c, o.S.).

2.3 Der demografische Wandel in der ambulanten Krankenpflege

Um die Herausforderungen, die der demografische Wandel an die ambulante Krankenpflege stellt, zu verstehen, muss zuerst einmal die aktuell vorherrschende Versorgungssituation in Deutschland genauer betrachtet werden. Laut statistischem Bundesamt existieren aktuell 14.050 ambulante Pflegedienste in Deutschland. Dem gegenüber stehen 14.480 Pflegeheime, 11.241 von ihnen mit vollstationärer Dauerpflege. Zu versorgen sind 3,41 Millionen Menschen, die im Sinne des Pflegeversicherungsgesetzes (SGB XI) als pflegebedürftig einzustufen sind (Stand 2017). Diese Zahl lag zwei Jahre zuvor noch bei 2,86 Millionen. Der starke Anstieg um etwa 19 Prozent lässt sich jedoch maßgeblich darauf zurückführen, dass der Pflegebedürftigkeitsbegriff, wie oben beschrieben, zu Beginn des Jahres 2017 neu definiert wurde. Wenn man um diesen Einfluss weiß, lässt sich ein kontinuierliches Wachstum der Zahl der Pflegebedürftigen aber dennoch nicht von der Hand weisen, denn auch in den 10 Jahren von 2005 bis 2015 stieg die Zahl der Pflegebedürftigen von 2,13 Millionen Menschen auf 2,86 Millionen um etwa 34 Prozent an (siehe Anhang). Der Anteil an Pflegebedürftigen, die zu Hause versorgt werden, liegt bei 76 Prozent oder in absoluten Zahlen bei 2,59 Millionen Menschen. 1,76 Millionen, also mehr als zwei Drittel von ihnen, werden durch Angehörige versorgt und nur 830.000 durch die ambulanten Pflegedienste. Der größte Anteil ist entweder dem Pflegegrad zwei (46 Prozent) oder drei (30 Prozent) zugeordnet (Anhang). Insgesamt waren 81 Prozent der zu Pflegenden schon älter als 65 Jahre und 55 Prozent sogar älter als 80 Jahre. Zudem sind 71 Prozent aller Deutschen über 90 Jahren auf pflegerische Unterstützung angewiesen (Statistisches Bundesamt 2018: 2ff.). All diese Faktoren weisen auf eine zunehmende Pflegebedürftigkeit im Alter hin. Insgesamt lässt sich also ein stetiger Anstieg der Zahl pflegebedürftiger Menschen in den letzten Jahrzehnten in Deutschland festhalten.

Diese Entwicklungen wirken sich auch auf die ambulante Krankenpflege aus. Der Trend hin zu einer immer älter werdenden Gesellschaft bedeutet einen Anstieg an altersbedingten Erkrankungen und somit auch, wie oben beschrieben, einen

Anstieg der Pflegebedürftigkeit in der Gesellschaft (Nagel 2017: 252). Die Wahrscheinlichkeit, im Alter pflegebedürftig zu werden, wird beispielsweise durch eine Demenzerkrankung in etwa verdoppelt (Rothgang et al. 2017: 88). Die deutsche Alzheimergesellschaft prognostiziert einen Anstieg der Demenzprävalenz in Deutschland von aktuell 1,7 Millionen (Stand 2016) auf etwa 3 Millionen im Jahr 2050 (Bickel 2018: 1 ff.). Die Fortsetzung dieses Trends ist zu erwarten, wenn in Zukunft keine Heilmöglichkeiten der Krankheiten, die zur Pflegebedürftigkeit führen, gefunden werden. Außerdem ist zu bedenken, dass ein großer Anteil der Pflegebedürftigen aufgrund von Multimorbidität als pflegebedürftig gilt. Sie leiden dann an mehreren, sich wechselseitig beeinflussenden, Erkrankungen gleichzeitig. Das führt in den meisten Fällen zu komplexen Krankheitsverläufen. Erkrankungen, die am häufigsten zur Pflegebedürftigkeit führen sind psychisch degenerative Erkrankungen, Frakturen nach Unfällen, Hirngefäßerkrankungen, wie z.B. Schlaganfälle, Krankheiten des Skelett- und Bewegungsapparats und chronische Erkrankungen der inneren Organe. Außerdem kommt es bei älteren Pflegebedürftigen oft zu Überlagerungen von chronisch-degenerativen und psychischen Erkrankungen, womit starke kognitive Einschränkungen verbunden sind (Blüher et al. 2017: 5 f.).

Wenn also eine veränderte Altersstruktur dazu führt, dass immer mehr Menschen an altersbedingten Erkrankungen leiden und dadurch pflegebedürftig werden, dann braucht es auch immer mehr Pflegepersonal, um dies zu kompensieren. Jedoch lässt sich hier feststellen, dass es trotz ansteigender Zahl an Beschäftigten im ambulanten Pflegesektor zu großen Personallücken und damit einem enormen Fachkräftemangel kommen könnte (Nagel 2017: 252). Insgesamt arbeiten etwa 1,1 Millionen Beschäftigte in Pflegeberufen in Deutschland, was etwa 74 Prozent mehr sind als noch im Jahr 1999. In der Altenpflege, als stark wachsende Dienstleistungsbranche, stieg die Beschäftigtenzahl allein zwischen 2013 und 2015 um acht Prozent und auch die Zahl der Auszubildenden nimmt zu. Jedoch gibt es in der Pflege schon heute 25.000 bis 30.000 unbesetzte Stellen, was dazu führt, dass es in allen Pflegeberufen an qualifizierten Fachkräften mangelt. Dies ist zum einen darauf zurückzuführen, dass die Zahl der Pflegebedürftigen, wie oben beschrieben, so stark angestiegen ist und zum anderen darauf, dass sich auch die Altersstruktur des Pflegepersonals verändert (BMG 2018b, o.S.). 37 Prozent des Personals in der Altenpflege ist mittlerweile älter als 50 Jahre (GBE des Bundes 2018, o.S.). Prognosen, wie sich die Beschäftigtenzahl in den nächsten Jahren im ambulanten Sektor entwickeln wird, lassen sich nur schwer erstellen und sind von vielen Faktoren abhängig. Eine Studie des Statistischen Bundesamtes und des Bundesinstituts für

Berufsbildung schätzt, dass bei konstanter Fortschreibung der Beschäftigungsstruktur bis 2025 bis zu 200.000 ausgebildete Pflegekräften fehlen könnten. Falls sich die Pflegefallwahrscheinlichkeit mit steigender Lebenserwartung ebenfalls ins höhere Lebensalter verschiebt, wäre immer noch ein Fachkräftemangeln von ca. 140.000 formellen Pflegekräften anzunehmen (BMG 2018b, o.S.). In jedem Fall wird es zu Personalengpässen in der Pflege kommen, für deren Eindämmung es Lösungsmöglichkeiten benötigt, denn ansonsten wird der Anteil an informellen Pflegekräften, also Angehörige und Freunde, die, wie oben beschrieben, schon heute zwei Drittel der Pflegebedürftigen versorgen, weiterhin steigen. Dies kann sowohl zur Minderung der Qualität der Pflege als auch zu starken seelischen und körperlichen Belastungen bei den informellen Pflegekräften selbst führen, was wiederum bedingt, dass die Bedürfnisse der Pflegebedürftigen, auf die später in dieser Arbeit noch eingegangen wird, nicht mehr erfüllt werden können. Dies hätte einen erheblichen Einfluss auf die gesamte Wirtschaft, da durch die Angehörigenpflege enorme Arbeitsausfall-Kosten entstehen (Rashidi & Mihailidis 2013: 579 f.).

Die Frage, die sich aus der beschriebenen Problematik stellt, ist, ob es Möglichkeiten gibt, die Herausforderungen, die der demografische Wandel in Form einer alternden Gesellschaft mit sich bringt, anzugehen. Diese Arbeit wird deshalb in den folgenden Kapiteln untersuchen, ob und in welcher Form die Digitalisierung in Form technischer Assistenzsysteme einen Beitrag zur Bewältigung der Risiken des demografischen Wandels leisten kann und welche Herausforderungen dabei zu bewältigen sind.

3 Digitalisierung und Technisierung im Gesundheitswesen

Als die drei Stufen der industriellen Entwicklung können Mechanisierung, Massenfertigung und Automatisierung genannt werden. Seit etwa der Jahrtausendwende hat sich die Digitalisierung mittlerweile als vierte grundlegende Veränderung in der Produktionsweise bestätigt (Rösler et al. 2018: 6). Digitalisierung lässt sich verallgemeinert als die „Umwandlung analoger Informationen in digital gespeicherte und genutzte Informationen" (Baierlein 2017: 1) beschreiben. Der Prozess der Digitalisierung ist untrennbar mit allen Wirtschaftsbranchen und Lebensbereichen verknüpft. Es existiert jedoch bisher keine einheitliche Definition des Begriffes. Klar ist aber, dass nicht nur technische Lösungen wie Geräte, Maschinen und Systeme gemeint sind, sondern dass die Digitalisierung auch zu einer Veränderung der Arbeitswelt insgesamt, sowie der darin enthaltenen Arbeitsprozesse, führt. Technisierung beschreibt hingegen spezifischer den Prozess der zunehmenden qualitativen und quantitativen Ausweitung von Technik in immer mehr Lebensbereiche. Jedoch ist auch wiederum umstritten, welche Dimensionen mit in die Definition des Begriffs ‚Technik' einbezogen werden sollen. Geräte und Maschinen, sowie auch technische Systeme und Prozesse, lassen sich genauso wie Kultur- oder Sozialtechniken oder auch einfach nur die Ausführung von Handlungen mit besonderen Fertigkeiten als Techniken bezeichnen (Friesacher 2010: 295 ff.).

3.1 Der Digitalisierungsgrad des Gesundheitswesens im Branchenvergleich

Der digitale Wandel verändert nicht nur einzelne Teilbereiche der Wirtschaft, sondern alle Branchen mit ihren interdisziplinären Wertschöpfungsketten. Da lohnt sich der Blick über den Tellerrand hinaus, um zu eruieren, wie stark digitalisiert das Gesundheitswesen im Vergleich mit anderen Sektoren ist.

Laut einer Studie der Prognos AG lag der Digitalisierungsgrad des Gesundheitswesens im Jahr 2015 bei nur 2,3 Prozent, während etwa die Hälfte der anderen Branchen einen Digitalisierungsanteil von um die 50 Prozent oder mehr aufweisen konnte. Ebenfalls unter 10 Prozent lagen sonst nur die Wirtschaftsbereiche ‚Heime und Sozialwesen', sowie ‚Häusliche Dienste'. Zudem ist zu beobachten, dass das Gesundheitswesen sich im Zeitraum seit 1991 nur um etwa einen Prozentpunkt steigerte, während die meisten anderen Bereiche 25 bis 30 Prozentpunkte dazu gewannen (Prognos AG 2017: 13 ff.). Jedoch lassen sich an dieser Studie zwei Aspekte kritisieren. Zum einen haben der primäre Sektor (Urproduktion) und der sekundäre/industrielle Sektor (verarbeitendes Gewerbe), aufgrund der leichter zu digitalisierenden Prozesse generell deutlich stärkere Veränderungen des Digitalisierungsgrades im Vergleich zum tertiären-/Dienstleistungssektor, zu dem auch das Gesundheitswesen gehört. Zum anderen wurde der Grad der Digitalisierung bei dieser Studie anhand des Anteils digitaler Patente an der Vergabe aller Patente bewertet, wodurch nicht das gesamte Leistungsspektrum der Branchen mit einbezogen wurde. Somit könnten sich Verzerrungen ergeben (Baierlein 2017: 4 f.).

Der Monitoring Report Wirtschaft DIGITAL, der im Jahr 2017 vom Bundesministerium für Wirtschaft und Energie (BMWi) erstellt wurde, verwendet eine andere Methode zur Bestimmung des Digitalisierungsgrades. Hier werden, basierend auf dem Digitalisierungsgrad und -tempo, unternehmensinterne Prozesse und die Nutzung neuer Technologien anhand von Indexpunkten auf einer Ordinalskala von Null (gar nicht digitalisiert) bis einhundert (komplett digitalisiert) bewertet (Abb. 1). Jedoch auch hier zeigt sich, dass das Gesundheitswesen mit 37 Indexpunkten das Schlusslicht bildet und als einzige Branche in der Kategorie ‚niedrig digitalisiert' einzustufen ist. Obwohl bis zum Jahr 2022 eine Steigerung um 5 Indexpunkt auf insgesamt 42 prognostiziert wird, ändert sich auch dadurch nichts an der Rolle des Gesundheitswesens als am geringsten digitalisierte Branche (Bertschek & Graumann 2017: 24).

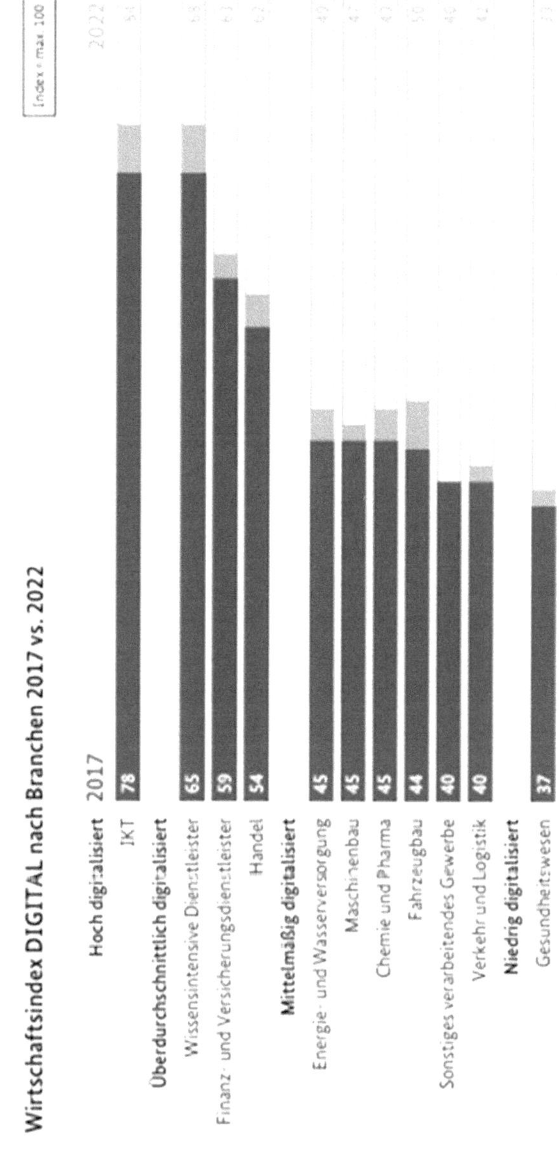

Abbildung 1: Digitalisierungsgrad der Wirtschaftsbranchen (Bertschek & Graumann 2017: 24)

Es lässt sich schließen, dass die verschiedenen Studien trotz unterschiedlicher Untersuchungsmethoden zu dem Ergebnis kommen, dass das Gesundheitswesen die bisher am wenigsten digitalisierte Branche ist. Die Frage nach den Gründen für diese geringe Anpassungsfähigkeit an die fortschreitende Digitalisierung der Wirtschaft soll im Abschnitt über Herausforderungen der Technik-Implementierung beantwortet werden.

3.2 Digitalisierung in der (ambulanten) Pflege

In diesem Kapitel soll die historische Entwicklung der Digitalisierung und Technisierung im Pflegesektor komprimiert aufgezeigt werden, woraufhin die ‚Pflege 4.0‘ als Inbegriff für die Digitalisierung in der Pflege erläutert wird.

3.2.1 Digitalisierung und Technisierung in der Pflege aus historischer Perspektive

Die Pflegearbeit war schon immer von Menschlichkeit geprägt und definiert sich seit jeher als personennahe Dienstleistung, was ein Grund dafür sein könnte, dass das Verhältnis zwischen Pflege und Technik als „spannungsreich und ambivalent" (Friesacher 2010: 308) beschrieben wird. Der Einsatz technischer Hilfsmittel in der Pflege ist jedoch nicht ausschließlich ein Phänomen der letzten zehn Jahre. Schon zu Beginn des 20. Jahrhunderts haben sich Pflegekräfte einfachster technischer Hilfsmittel bedient, um sich den Arbeitsalltag zu erleichtern, wie beispielsweise einem Nachttisch als Atemunterstützung oder einem Besenstiel als Aufrichtungshilfe (Hülsken-Giesler 2007: 104 f.). Durch den medizinischen Fortschritt angeschoben, schritt die Implementierung technischer Geräte in den Pflegealltag seit den 1950er Jahren immer stärker voran (Hielscher 2014: 9), sodass schon zu Beginn der 1990er Jahre 90 Prozent der Verwaltungsbereiche in Kliniken mit EDV-Systemen ausgestattet waren (Sowinski et al. 2013: 20). Ab 1990 war dann auch eine allgemeine Einführung von Informations- und Kommunikationstechnologien im Gesundheitswesen zu beobachten, welche jedoch erst seit Mitte der 2000er Jahre auch in der Pflege angekommen sind. Gemeint sind vor allem die Sammlung, Speicherung und Weitergabe von Daten, Vitalparameter-Monitoring, die Dokumentation des Pflegeprozesses sowie die Kommunikation über größere Distanzen innerhalb des Pflegeprozesses (Hielscher 2014: 10). Generell lässt sich sagen, dass Technik in der Pflege spätestens seit den ersten größeren politischen Digitalisierungsdebatten Ende der 2000er Jahre eine wesentlich größere Rolle spielt als zuvor. Daum sieht diese Entwicklung sowohl durch die zuvor beschriebenen demografischen Veränderungen, als auch die technologischen Entwicklungen und

Möglichkeiten begründet (Daum 2017: 13). In der ambulanten Pflege setzte die Anwendung moderner Technologien noch etwas später ein als im stationären Bereich (Hülsken-Giesler 2007: 103). Auch wenn die Technisierung im Pflegesektor im Vergleich zu anderen Branchen mit einer zeitlichen Verzögerung zum Tragen kommt (Hülsken-Giesler 2015: 10), lässt sich abschließend festhalten, dass ihr in den letzten zwei Dekaden eine immer größer werdende Bedeutung zuteilwurde (Daum 2017: 13).

3.2.2 ‚Pflege 4.0‘

Im Gesundheitswesen stellt die sogenannte ‚Pflege 4.0‘ einen Teilprozess der Digitalisierung in Deutschland dar und leitet sich von dem Begriff ‚Industrie 4.0‘ ab, welcher als Marketingbegriff für Zukunftsarbeit der deutschen Bundesregierung verwendet wird und die vierte industrielle Revolution beschreibt. Letztere zeichnet sich allgemein durch Entwicklungen, wie einen immer höheren Individualisierungsgrad, die Verkopplung von Produktion und Dienstleistung, sowie einem stetig wachsenden Einbezug von Kunden in Geschäfts- und Wertschöpfungsprozesse aus (Bendel 2019, o.S.). Durch eine Integration von digitalen Systemen (IT-Systeme, Roboter, etc.) in den Gesundheits- und Pflegesektor wird die Pflege an die sich stetig verändernden wirtschaftlichen und strukturellen Rahmenbedingungen angepasst, welche auch bei den verschiedenen Akteuren neue Denkprozesse fordern und die Zukunft der Arbeit in der Pflege verändern (Rösler et al. 2018: 5). Dieser Prozess wird synonym mit dem Begriff ‚Pflege 4.0‘ beschrieben.

4 Die Technologien der Digitalisierung

Dieses Kapitel gibt eine Übersicht über die Techniktrends, welche die Digitalisierung und Technisierung der Pflege in Deutschland prägen. Eine gängige Unterteilung moderner Technologien separiert im Pflegesektor vier Obergruppen voneinander. Die *elektronische Pflegedokumentation*, sowie der Bereich *Telecare*, als auch die *Robotik* wird von der Gruppe der *technischen Assistenzsysteme* abgegrenzt (vgl. Rösler et al. 2018; vgl. Merda et al. 2017). Die Autoren beteuern, ihre Zuordnung einzelner technischer Lösungen zu den Fokusgruppen sei nicht normativ, da sich die einzelnen Technologien meist in Abhängigkeit ihrer Produkteigenschaften nicht eindeutig zu nur einer Gruppe zuordnen lassen. Zudem mangelt es für die vier Fokustechnologien an einheitlichen Definitionen und Abgrenzungen (Merda et al. 2017: 20). Dennoch soll diese Einteilung genutzt werden, um einen ersten Überblick über das Technikfeld in der ambulanten Pflege zu erlangen. Gleichzeitig wird aufgezeigt, wie weit verbreitet diese einzelnen Fokustechnologien in Deutschland aktuell sind. Anschließend werden weitere Klassifikationsansätze dargestellt.

4.1 Elektronische Pflegedokumentation

Merda et al. (2017: 20) definieren die elektronische Pflegedokumentation als die „schriftliche Fixierung der durchgeführten pflegerischen Maßnahmen und einzelner Schritte der Pflegeplanung mit geeigneter Software". Wenn Pflegeleistungen erbracht werden, erfolgt eine begleitende Pflegedokumentation. Würde diese ausbleiben, könnte die erforderliche Behandlungsqualität nicht gewährleistet werden und der Behandlungsverlauf bliebe intransparent, was die Anschlussbehandlung erschweren würde. Auch die Abrechnung der erbrachten Leistungen würde nicht ohne eine angemessene Dokumentation funktionieren. Deshalb ist die schriftliche Dokumentation der pflegerischen Leistungen eine unverzichtbare Pflicht. Die Pflicht, diese Dokumentation auch elektronisch durchzuführen, gibt es bisher jedoch noch nicht. Bei der Einführung elektronischer Dokumentationssysteme geht es um die Frage, ob und wie eine digitale Unterstützung die Dokumentationspflichten der Pflegekräfte erleichtern kann. Das geht weit über die einfache Erfassung von Patientendaten hinaus, denn die Technikvariation ist groß. Auch komplexere Systeme, wie zum Beispiel die Routen-, Dienst- oder Terminplanung ambulanter Pflegedienste sind Teil der elektronischen Pflegedokumentation (Rösler et al. 2018: 21).

Der Einsatz technisch basierter Dokumentationssysteme nimmt in den letzten Jahren stark zu und laut Rösler et al. (2018: 27) stellt sich für Einrichtungen des Gesundheitswesens in Zukunft nicht mehr die Frage „Ist eine elektronische Dokumentation sinnvoll für unser Haus?", sondern viel eher „Welches System passt zu uns und wie können wir die Umstellung auf eine elektronische Dokumentation möglichst sinnvoll gestalten?". Dies bedingt sich durch dessen starke Verbreitung, denn 17 Prozent der Krankenhäuser waren schon im Jahr 2009 komplett mit der elektronischen Pflegedokumentation ausgestattet (Sellemann 2010: 9). Bis 2015 hatten bereits 31,3 Prozent der Kliniken diese in mindestens einer Einheit vollständig eingeführt und weitere 32,1 Prozent hatten mit der Einführung begonnen (Hübner et al. 2015: 28). Auch im ambulanten Bereich nimmt der Einsatz von computerbasierten Dokumentationssystemen zu, wenngleich auch etwas langsamer. Es zeigt sich jedoch, dass Deutschland bei der elektronischen Pflegedokumentation im internationalen Vergleich noch großen Aufholbedarf hat (Daum 2017: 17 f.).

4.2 Telecare

Telecare überbrückt durch moderne Informations- und Kommunikationstechnologien auf elektronischem Wege sowohl räumliche als auch zeitliche Distanzen und trägt hierdurch zur Gewährleistung einer angemessenen Pflege, Diagnostik und Behandlung älterer und pflegebedürftiger Menschen, vor allem in ländlichen Regionen, bei (Hielscher 2014: 26 ff.). Dies ist dann notwendig, wenn der Leistungserbringer den Leistungsempfänger nicht am gleichen Ort behandeln kann. Ambulante Pflegekräfte können sich Anfahrtswege und damit Zeit sparen. Es wird lediglich ein mobiles Endgerät (Smartphone, Tablet, …) auf jeder Seite benötigt. Telecare, auch Telenursing genannt, beschäftigt sich mit dem pflegerischen Bereich und ist abzugrenzen von Telemedizin, welche den Fokus eher auf den medizinischen Bereich legt (Merda et al. 2017: 21). Anwendungsbeispiele für Telecare im ambulanten Bercich sind sowohl die Übermittlung von Vitaldaten per Video-Chat, als auch die digitale Anleitung pflegender Angehöriger durch formelle Pflegekräfte bis hin zu virtuellen Nachmittagen, an denen Pflegebedürftige sich mit ihren Endgeräten untereinander austauschen können (Merda et al. 2017: 83).

In Deutschland ist Telecare noch kaum verbreitet und wurde bisher nur in Pilotprojekten erprobt, während der Kontakt zwischen ÄrztInnen und Patient (Telemedizin) schon etwas häufiger zum Einsatz kommt. In Ländern wie den USA, Kanada oder Norwegen, eben solche mit entlegenen ländlichen Regionen, ist die Entwicklung von Telecare schon sehr viel weiter (Merda et al. 2017: 56). Bei der

Weiterentwicklung von Telecare ist immer zu beachten, dass die Pflege direkt am Menschen durch entsprechende Technologien nicht ersetzt, sondern nur unterstützt, werden kann (Rösler et al. 2018: 43).

4.3 Robotik

Die International Federation of Robotics (IFR) unterscheidet zwischen industrieller Robotik und Servicerobotik. Sie definiert industrielle Robotik sehr allgemein als autonom handelnd und ohne dass dabei eine direkte Interaktion mit dem Menschen stattfindet. Servicerobotik beinhaltet hingegen alle im nicht-industriellen Bereich eingesetzten Roboter. Es wird hierbei zwischen Servicerobotik für den persönlichen und professionellen Bereich unterschieden (IFR 2016: 9). In der Pflege wird ausschließlich Servicerobotik eingesetzt (Biniok & Lettkemann 2017: 7 f.). Beispielhaft zu nennen sind hier im häuslichen Umfeld Roboter, die das Bewegen von Personen oder schweren Gegenständen übernehmen, wie der humanoide multifunktionale Serviceroboter RI-Man oder programmierbare Bett- und Deckenlifter, sowie Haushaltsroboter oder auch emotionale Kuscheltier-Roboter (Merda et al. 2017: 23).

Mensch und Roboter können auf verschiedene Weise miteinander interagieren. Eine Form der Interaktion ist die *Ko-Existenz*. Mensch und Roboter arbeiten hier unabhängig voneinander. Im Gegensatz dazu stehen die *Kooperation* und die *Kollaboration*, welche eine echte Zusammenarbeit zwischen Mensch und Roboter beinhalten und somit eine gemeinsame Zielerreichung bedingen. Mit dem Unterschied, dass die Zusammenarbeit bei der Kollaboration direkt voneinander abhängig ist (Rösler et al. 2018: 52).

Obwohl in den Medien immer wieder Berichte über solche oder ähnliche Roboter in der Pflege veröffentlicht werden und kontroverse Meinungen auslösen, ist der Implementationsgrad von Pflege-Robotik in Deutschland über die Modellerprobung hinaus noch sehr niedrig und die flächendeckende Verbreitung auf dem Absatzmarkt und im Arbeitsalltag ist somit noch einige Zeit entfernt. Im internationalen Bereich gilt vor allem Japan als Vorreiter in Sachen Robotik in der Pflege (Merda et al. 2017: 71).

4.4 Technische Assistenzsysteme

Als letzten Bereich innerhalb der Technikentwicklung in der Pflege lassen sich die technischen Assistenzsysteme herausstellen. Da der Fokus in dieser Arbeit auf eben diesen liegt, wird im Folgenden beschrieben, wie man technische Assistenzsysteme nach ihrer Funktion einordnen kann und was genau sie ausmacht. Diese Einordnung bezieht sich nicht zwingend nur auf die technischen Funktionen der Systeme. Dieser Abschnitt verbindet den bisherigen Teil mit dem anschließenden und legt somit, gemeinsam mit dem Kapitel ‚Technische Systeme in der Anwendung', die Wissensbasis für die Analyse der Potentiale und Herausforderungen dieser Systeme.

Es existieren voneinander abweichende Ansätze, die enorme Produktvielfalt technischer Assistenzsysteme in der Pflege durch Einteilung in Untergruppen greifbarer zu machen. Eine eindeutige Unterteilung gestaltet sich jedoch als unlösbare Herausforderung, wenn man einen Blick auf die einschlägige Literatur wirft. Begriffe, die in einer Quelle voneinander differenziert werden, werden an anderer Stelle synonym verwendet, wie sich in diesem Kapitel herausstellen soll. Hielscher ordnet beispielsweise die Robotik auch dem Bereich der technischen Assistenzsysteme zu (Hielscher 2014: 32 f.). Zudem ist es oft nicht möglich, die Technologien eindeutig entweder dem ambulanten oder dem stationären Setting zuzuteilen, da viele Technikprodukte, wie zum Beispiel Systeme zur Sturzerkennung, Ganzkörperwaschstationen oder auch Vernetzungs- und Kommunikationssysteme, sowie viele weitere, in beiden Umgebungen funktionieren können. Auch wenn der Fokus der Arbeit auf der ambulanten Pflege liegt, finden sich in diesem Kapitel dementsprechend ebenfalls Technologien aus dem stationären Bereich.

Die Grenze zwischen technischen Assistenzsystemen und den anderen zuvor beschriebenen Technologien lässt sich aufgrund der beschriebenen Problematik nur schwer ziehen, weshalb auch keine einheitliche Definition technischer Assistenzsysteme existiert. Im Folgenden sollen jedoch mehrere Klassifizierungsansätze und damit auch Definitionen für technische Assistenzsysteme vorgestellt werden.

In ihrem Beitrag über die Integration technischer Assistenzsysteme im häuslichen Umfeld unterscheidet Nagel zwischen verschiedenen Konzepten technischer Assistenz in der Pflege. Sie unterteilt technische Assistenzsysteme in die Konzepte Ambient Assisted Living (AAL), Smart Home und E-Health (Nagel 2017: 257 f.). Das *AAL-Konzept*, auch altersgerechte Assistenzsysteme genannt, ist sowohl in der Literatur als auch in der Praxis sehr verbreitet, gewinnt immer mehr Aufmerksamkeit und wird oft sogar gleichbedeutend mit dem Begriff ‚technische Assistenz' verwendet (Merda et al. 2017: 21). Nagel versteht unter AAL-Systemen technische Lösungen, die es älteren Menschen mit körperlichen oder geistigen Einschränkungen ermöglichen, das alltägliche Leben selbstbestimmt und ohne große technische Vorkenntnisse führen zu können. AAL ließe sich somit auch als ein, im Wohnumfeld von Pflegebedürftigen verteiltes, Hard- und Softwaresystem beschreiben (Nagel 2017: 257), wodurch sich ein klarer Fokus von AAL-Systemen auf das ambulante/häusliche Setting feststellen lässt. In Krankenhäusern findet man AAL-Systeme bisher sehr selten, da die Grundidee von AAL immer gewesen ist, Technik zu entwickeln, die es pflegebedürftigen Menschen ermöglicht, möglichst lange in ihrem häuslichen Umfeld zu bleiben und dabei den Fokus auf Selbstständigkeit und Lebensqualität legt (Rösler et al. 2018: 33). Als typisches Beispiel für ein AAL-System ist der intelligente Fußboden zu nennen, welcher mit Hilfe von Sensorik zur Sturzerkennung beiträgt und/oder die Position und das Bewegungsverhalten Pflegebedürftiger analysieren kann (Weiß 2015: 7 f.). Das Konzept des *Smart Home*, auch Hausautomation genannt, funktioniert, indem Sensoren Informationen über Aktivitäten innerhalb des gesamten Hauses erfassen und analysieren, und diese zum Beispiel zu Automations-, Komfort- oder Sicherheitszwecken (Temperatursteuerung, Beleuchtungs- und Zutrittskontrolle, Automatisches Abschalten elektronischer Geräte) einsetzen. Das Hauptaugenmerk der Smart Home Technologien liegt auf dem Zugewinn an Komfort und Sicherheit. Sie beschränken sich dadurch, im Gegensatz zum AAL-Konzept, nicht nur auf die Zielgruppe der pflegebedürftigen Personen (Nagel 2017: 258). Weiß et al. (2017: 18) erläutern, dass ‚Smart Home' als Überbegriff für technische Verfahren und Systeme in Wohnumgebungen dient und AAL somit einen speziellen Teilaspekt des Smart Home darstellt. Durch die Fokussierung auf die Entlastung der Zielgruppe der Pflegebedürftigen sind AAL-Technologien für diese Arbeit sehr interessant. Das dritte Teilkonzept technischer Assistenzsysteme ist laut Nagel das *E-Health*-Konzept. Durch elektronische Gesundheitsdienste soll eine direkte und effiziente Kommunikation zwischen Akteuren des Gesundheitswesens stattfinden und somit unnötige Kosten (Geld, Zeit, …) vermieden werden (Nagel 2017: 258). Dass Nagel die Kommunikation zwischen Leistungserbringer und -empfänger per Videotelefonie (Telecare) als wesentlichen Teil des E-Health-Konzepts sieht, untermauert noch einmal die Durchlässigkeit der verschiedenen Klassifizierungsansätze. Das Bundesministerium für Gesundheit (BMG) versteht E-Health als einen „Oberbegriff für ein weites Spektrum an Informations- und Kommunikationstechnik- gestützten Technologien" und nennt als Beispiel die elektronische Gesundheitskarte, welche auch wiederum dem

Spektrum der Telemedizin zuzuordnen ist (BMG 2018a, o.S.). Abschließend lässt sich sagen, dass die Unterteilung technischer Assistenzsysteme von Nagel in die Konzepte AAL, Smart Home und E-Health ein sehr allgemein gehaltener Klassifizierungsansatz ist, der die Grenzen zu den anderen Fokustechnologien Robotik, Telecare und der elektronischen Pflegedokumentation verschwimmen lässt, sich jedoch genau hierdurch auch profiliert, denn es wird deutlich, dass eine strikte Abgrenzung, basierend auf dem technischen Anwendungsbereich, nicht ohne weiteres möglich ist.

Ein alternativer und häufig zitierter Vorschlag, technische Assistenzsysteme zu ordnen, stammt von Weiß et al. (2013: 24) und orientiert sich an dem Hilfsmittelverzeichnis (HMV) des GKV-Spitzenverbands. Die AutorInnen verstehen technische Assistenzsysteme als „technische Hilfsmittel, insbesondere auf Basis von IKT [Informations- und Kommunikationstechnologien], zur Unterstützung Pflegebedürftiger (einschließlich "Pflegestufe 0") im häuslichen Umfeld", beziehen allerdings auch weitere, nicht auf IKT basierende Hilfsmittel, in ihre Untersuchung mit ein. Ihr Vorschlag ist es, technische Assistenzsysteme danach zu unterteilen, ob sie bereits im HMV gelistet sind oder nicht. Die Systeme, für die dies nicht der Fall ist, werden als ‚neuartige technische Hilfsmittel' bezeichnet. Das HMV wird vom GKV-Spitzenverband laufend aktualisiert und nur Produkte, die dort gelistet sind, können von der GKV oder der Pflegeversicherung übernommen werden. Auch wenn es keine rechtliche Bindung an die Kostenübernahme gibt, hat das Verzeichnis doch einen marktsteuernden Effekt und zudem liefert es auch Informationen über die Qualität von am Markt erhältlichen Produkten (GKV-Spitzenverband 2019, o.S.). Als Hilfsmittel gewährt und zu Lasten der Krankenkasse finanziert werden technische Assistenzsysteme nur dann, wenn die Unterstützung der Sicherstellung des Behandlungserfolgs einer akuten Erkrankung gewährleistet ist oder eine drohenden Behinderung vorgebeugt bzw. eine bestehende Behinderung ausgeglichen werden kann (Weiß et al. 2013: 24). Die AutorInnen stellen heraus, dass das HMV schon viele Produkte enthält, die den technischen Assistenzsystemen zuzuordnen sind, dass die Inanspruchnahme dieser Hilfsmittel jedoch das Vorhandensein ganz spezifischer Erkrankungen bzw. Behinderungen voraussetzt. Das bedeutet, dass allein durch die Feststellung der Pflegebedürftigkeit noch kein Anspruch auf diese technischen Hilfsmittel erhoben werden kann. Im Bereich der Kostenübernahme durch die Pflegeversicherung waren bis dahin (Stand 2013) nur motorisch verstellbare Pflegebetten und einige klassische Hausnotrufsysteme zu finden (Weiß et al. 2013: 30). Auf die Analyse der bereits im HMV enthaltenen Systeme folgte, mit der

Klassifizierung der Gruppe der ‚neuartigen technischen Assistenzsysteme', der wesentlich komplexere Teil. Da sich diese nicht sinnvoll in die beschränkten Kategorien des HMV integrieren ließen und auch eine Klassifizierung anhand technologischer Klassifizierungsansätze sich als irreführend erwies, entschieden sich die Autoren dafür, eine Bewertung anhand des Pflegebedürftigkeitsbegriffes (siehe Kapitel 2.2) zu verwenden (Weiß et al. 2013: 35). Genauer gesagt wurden die gefundenen neuartigen technischen Assistenzsysteme anhand von Kriterien, welche hier jedoch nicht weiter vertieft werden sollen, auf einem Kontinuum zwischen den beiden Endpunkten ‚Allgemeine Lebensunterstützung' und ‚Unterstützung bei Pflegebedürftigkeit' eingeordnet (Anhang). Je weiter rechts eine Technologie also auf diesem Kontinuum liegt, desto eher ist sie speziell für Pflegebedürftige entworfen worden. Aus der großen Produktvielfalt wurden dabei nur technische Assistenzsysteme eingeschlossen, welche nach Einschätzung der Autoren einen relevanten Nutzen für die entsprechenden Zielgruppen in der ambulanten Pflege (formelle Pflegekräfte, pflegende Angehörige und Pflegebedürftige) bringen können (Weiß et al. 2013: 38 f.), was den Klassifikationsansatz besonders interessant für diese Arbeit macht. Es fällt auf, dass mit Technologien wie beispielsweise ‚emotionaler Robotik', ‚Telemonitoring von Schmerzen' oder auch ‚elektronischen Dokumentationssystemen mit innovativen Eingabeinterfaces' Vertreter aus den drei zuvor differenzierten Fokustechnologien des technologischen Klassifizierungsansatzes in der Übersicht enthalten sind. Dies spiegelt die Haltung der AutorInnen wider, dass sich technische Assistenzsysteme nicht nach ihrer technischen Funktion einer Gruppe zuordnen lassen.

Die aufgezeigten Klassifikationsansätze stellen nicht die einzigen Möglichkeiten der Technikunterteilung dar. Die Ansätze von Daum (2017), welcher Technik im Zuge der Digitalisierung in die drei zentralen Gestaltungsfelder ‚IKT', ‚Intelligente und vernetzte Robotik' und ‚Vernetzte Hilfs- und Monitoringsysteme' unterteilt oder von Elsbernd et al. (2014), die vorschlagen nach High- und Low-Tech-Technologien oder nach Hard- und Software zu unterscheiden (Elsbernd et al. 2014: 56), bilden weitere Optionen.

5 Technische Assistenzsysteme in der Anwendung

Dieses Kapitel soll an zwei konkreten Beispielen zeigen, in welchen Anwendungsbereichen technische Assistenzsysteme konkret unterstützen können. Anschließend wird das Konzept der Quartiersvernetzung als infrastrukturelle Eingliederung technischer Assistenzsysteme in ein Wohnumfeld als mögliche Lösung für Wohnviertel der Zukunft präsentiert. Zuvor ist es jedoch sinnvoll, sich erst einmal die potentiellen Zielgruppen technischer Assistenzsysteme anzuschauen und deren Bedürfnisse und Charakteristika zu beleuchten, um zu verstehen, wie technische Assistenzsysteme diese Zielgruppen unterstützen und entlasten können.

5.1 Zielgruppen technischer Assistenzsysteme: Charakteristika und Bedürfnisse

Die Identifikation der Bedürfnisse und Charakteristika der Zielgruppen ist von zentraler Bedeutung bei der Entwicklung neuer technischer Innovationen in der ambulanten Pflege, denn nur so lässt sich Technik entwickeln, die sich auch am Bedarf der Zielgruppen orientiert und sich nicht allein am aktuellen Stand der Technik misst. Ohne eine sorgfältige Analyse der Situation, in der sich die Zielgruppen technischer Assistenzsysteme befinden, kann kein umfassender Einbezug in die Technikentwicklung erfolgen (Hahn & Thilo 2017: 173) oder anders formuliert: „Ausgangspunkt für technische Entwicklungen im Pflegebereich sind die Bedürfnis- und Bedarfslagen von pflegebedürftigen Menschen und deren Bezugspersonen." (Elsbernd et al. 2014: 12).

Es lässt sich zwischen primären und sekundären NutzerInnen technischer Assistenzsysteme in der ambulanten Pflege unterscheiden. Pflegebedürftige, also ältere Menschen und Menschen mit besonderen Bedürfnissen im Alltag, sind als primäre NutzerInnen zu sehen. Zu der Gruppe der sekundären NutzerInnen kann man sowohl informell Unterstützung Leistende (pflegende Angehörige, Nachbarn, Freunde) als auch formelle Pflegekräfte zählen. Laut Nagel (2017: 254) lassen sich als Zielgruppe im weiteren Kreis auch noch Krankenhäuser, Pflegeeinrichtungen, Krankenkassen, Versicherungen und sogar die Wohnungswirtschaft identifizieren. Der Fokus soll jedoch auf der Bedürfnisanalyse primärer und sekundärer NutzerInnen liegen.

Um für die Gruppe der pflegebedürftigen Menschen passende technische Assistenzsysteme entwerfen zu können ist es unabdingbar, sich über die Eigenschaften dieser Zielgruppe klar zu werden. Zuerst einmal muss hierbei allerdings bedacht werden, dass sich Pflegebedürftige natürlich hinsichtlich von Aspekten, wie zum Beispiel ihrer familiären Situation (Single/Verheiratet; Kinder(-los)), ihrer Wohnsituation (Eigentums-/Mietwohnung; Barrierefreiheit/-armut) und auch ihren finanziellen Ressourcen (Einkommen/Vermögen) grundsätzlich voneinander unterscheiden. Auch Bildung, allgemeiner Gesundheitszustand, subjektives Wohlbefinden und technisches Verständnis sind dementsprechend bei jedem unterschiedlich (Nagel 2017: 255).

Gjevjon et al. unterteilen Nutzende nochmals speziell nach ihrem technischen Verständnis. Sie bilden die Gruppen ‚Ausgeschlossene', ‚Freudige' und ‚Netzwerker'. Der/Die ausgeschlossene NutzerIn geht zögerlich und misstrauisch mit der fortschreitenden Technisierung des Gesundheitswesens um und richtet sein Misstrauen dabei vor allem auf den externen Druck, Technologien zu verwenden. Die Gruppe der freudigen NutzerInnen hingegen umfasst Personen, die versuchen sich durch technische Assistenzsysteme das Leben zu erleichtern und sie zur Unterhaltung nutzen. Die Netzwerker sind noch technikbegeisterter und verwenden technische Systeme gerne zur Kommunikation mit Angehörigen (Gjevjon et al. 2014: 28).

Zusammen mit dem Vorgang der fortschreitenden Pflegebedürftigkeit, verändern sich auf verschiedenen Ebenen auch gewisse Wesensmerkmale der primären NutzerInnen. Diese Veränderungen finden laut Nagel auf der physischen (Mobilitätseinschränkungen Muskelabbau und Nachlass der Feinmotorik), sensorischen (Die Sinnesorgane werden schwächer und die Wahrnehmung von Gefahren verzögert sich), kognitiven (Erhöhte Wahrscheinlichkeit für (degenerative) psychische Erkrankungen und Vergesslichkeit/ Verwirrtheit) und sozialen (Isolation und Vereinsamung) Ebene statt (Nagel 2017: 254). Pflegebedürftige können ihre individuellen Wünsche und Bedürfnisse, je nach Grad der Pflegebedürftigkeit, nur schwer aussprechen, was sich mit fortschreitendem Stadium weiter intensiviert. Jedoch lassen sich, basierend auf den beschriebenen Veränderungsprozessen, einige spezifische Eigenschaften und Bedürfnisse ausmachen, welche für Pflegebedürftige von besonderer Wichtigkeit sind.

Im Mittelpunkt steht das *Selbstständigkeitsbedürfnis*, also der Wunsch pflegebedürftiger Menschen, möglichst lange in der eigenen Wohnung verbleiben zu können, wodurch sich gleichzeitig der Anspruch an technische Assistenzsysteme stellt, ohne professionelle Hilfe bedienbar zu sein (Nagel 2017: 255). Nach Betz et al. (2010) stellt auch die *Mobilität* ein zentrales Bedürfnis dar. Sich frei und sicher zu bewegen, legt den Grundstein für die soziale Teilhabe an Aktivitäten des alltäglichen Lebens, egal ob innerhalb oder außerhalb der eigenen Wohnung. Mobilität meint also nicht nur das physische Bewegen, sondern hat zusätzlich auch eine starke emotionale Komponente. Das Bedürfnis nach *Sicherheit* wird im Alter immer höher priorisiert und trägt maßgeblich zur Erhaltung der Lebensqualität bei. Die eigene Wohnung als Mittelpunkt des Lebens birgt mit zunehmender Pflegebedürftigkeit immer mehr Sicherheitsrisiken. So erhöhen sich zum Beispiel das Sturzrisiko und die Brandgefahr. Es existieren zahlreiche technische Möglichkeiten zur Verbesserung der Sicherheitssituation im Haus (Automatisches Abschalten, Sturzerkennung, Beleuchtungssysteme). Das Wohnen und Leben in heimischer Umgebung sorgt für ein Gefühl der Vertrautheit, weshalb das Bedürfnis nach *Heimat und Geborgenheit* auch von großer Bedeutung ist. Dem Bedürfnis nach *Gesundheit* (Erhaltung des aktuellen Status Quo durch Behandlung bestehender Erkrankungen) *und Prävention* (Vorbeugung weiterer Krankheiten) wird ebenfalls eine große Wichtigkeit zuteil, denn es soll alles getan werden, um das gesundheitliche Optimum aus dem Zustand der Pflegebedürftigkeit zu generieren. Der *Erhalt der mentalen Fitness* ist ein nicht zu vernachlässigendes Bedürfnis, denn kognitiv abzubauen ist eine der größten Ängste pflegebedürftiger Menschen, da dies die Lebensqualität erheblich mindert und das Selbstwertgefühl senkt. Durch lebenslanges Lernen kann dem entgegengewirkt werden (Betz et al. 2010: 45 ff.). All diese Bedürfnisse der primären NutzerInnen verändern sich mit der Zeit und zunehmender Pflegebedürftigkeit. Auch die Priorisierung der Bedürfnisse ist bei jedem Individuum unterschiedlich ausgerichtet. Daran muss sich auch die Technikentwicklung anpassen (Nagel 2017: 255).

Sekundäre NutzerInnen, also pflegende Angehörige und formelle Pflegekräfte, haben vor allem das Bedürfnis, durch technische Assistenzsysteme entlastet zu werden. Sie sparen durch die Anwendung technischer Assistenzsysteme an Ressourcen wie Zeit, Geld und Einsatzbereitschaft und gewinnen somit an Lebensqualität. (Nagel 2017: 253 f.). Formelle Pflegekräfte profitieren von der Wohnungsausrüstung mit technischen Assistenzsystemen dadurch, dass nicht vergütete Kontrollleistungen, wie z.B. „Sind die Fenster geschlossen?", „Ist der Herd abgestellt?" oder „Wurden die Medikamente eingenommen?" automatisch ablaufen, wodurch sie sich stärker auf die zentralen Pflegetätigkeiten und den sozialen Kontakt zu den Pflegebedürftigen konzentrieren können. Zudem kann somit eine stärker ereignisgesteuerte Pflege fokussiert werden (Grünendahl et al. 2017: 66).

5.2 Konkrete Anwendungsbeispiele technischer Assistenzsysteme

Im Folgenden sollen exemplarisch zwei Beispiele für technische Assistenzsysteme in der häuslichen Umgebung vorgestellt werden. Beide Technologien sind durch das Bundesministerium für Bildung und Forschung (BMBF) gefördert. Auf den Seiten des BMBF unter dem Stichwort ‚Technik zum Menschen bringen‘ finden sich viele weitere Projekte aus dem Überschneidungsbereich Technik und (ambulante) Pflege.

5.2.1 ‚SensFloor‘ – Ein intelligenter Fußboden

Das mit 1,15 Millionen Euro geförderte Projekt ‚SensFloor‘ hat die Intention, einen sensitiven Bodenbelag zur Gewährleistung der Sicherheit und somit zur Unterstützung selbstständigen Lebens im Alter zu entwickeln. Die Ausstattung einer Wohnung mit ‚SensFloor‘ kostet etwa 12.000 Euro. In dem Projekt mit dreijähriger Laufzeit wurde ein Hausautomationssystem entwickelt, welches durch das Einsetzen von Sensorik im Fußboden das Bewegungsverhalten analysiert und an Angehörige weiterleitet. Wenn eine Person stürzt und nicht von alleine aufstehen kann, sendet das System von selbst einen Notruf ab. Um den Sturz zu verhindern, schaltet ‚SensFloor‘ beim Aufstehen in der Nacht von alleine das Licht im Zimmer an. Das System könnte durch Anwendung in Hotelzimmern auch die Reisefreudigkeit älterer/pflegebedürftiger Menschen anregen. Es wurde deshalb auch schon auf einem Kreuzfahrtschiff getestet (BMBF 2008a: 24).

5.2.2 ‚OurPuppet‘ - Eine emotionale Puppe

Im Projekt ‚OurPuppet‘ wird eine emotionale sensorbasierte Puppe entwickelt, welche in Kombination mit einem Armband und einer fest installierten Umgebungshardware als Messinstrument und Kommunikationspartner dienen kann. Sie besitzt die Fähigkeit, die Emotionen der Pflegebedürftigen durch Sensoren zu erfassen, zu deuten und daraufhin verbal und mimisch zu reagieren. Die Puppe erkennt durch ein integriertes Mikrofon mit angeschlossener Sprachanalyse eventuelle Veränderungen in der Stimme der pflegebedürftigen Person, redet besänftigend auf sie ein, passt die Lichtverhältnisse an und kann sogar mit Lächeln und Augenzwinkern reagieren. Zudem sendet die Puppe Nachrichten auf das Smartphone der Angehörigen, wenn dies nötig ist. Das Projekt hatte eine dreijährige Laufzeit (2016-2019) und wurde mit 1,65 Millionen Euro gefördert. Betroffene werden in den Entwicklungsprozess von Beginn an maßgeblich miteinbezogen (BMBF 2016, o.S.). ‚OurPuppet‘ ist nicht die erste Technologie aus dem Bereich der emotionalen Robotik. Der wohl bekannteste Pflegekuscheltierroboter ist die Kuschelrobbe ‚PARO' (Anhang), welche schon 2004 in Japan entwickelt wurde und mittlerweile auch in Deutschland eingesetzt wird (Merda et al. 2017: 74).

5.2.3 Quartiersvernetzung

Quartiersvernetzung meint „die Bereitstellung einer technischen Infrastruktur für hilfe- und pflegebedürftige Menschen, welche alle Personen und Organisationen, die verantwortlich sind [...] im privaten und öffentlichen Raum verlässlich verbindet" (Weiß et al. 2017: 22). Somit ergibt sich durch die Ausstattung einzelner Wohnungen mit technischer Assistenz perspektivisch die Möglichkeit, von der Betrachtung einzelner Pflegebedürftiger zu einer quartiersbezogenen Lösung überzugehen. Durch die Erhöhung der Kompatibilität von Systemen wird vermieden, dass Technologien als Insellösungen entwickelt werden. Das Zusammenspiel der verschiedenen, am Pflegeprozess beteiligten, Akteure wird somit gefördert und es bildet sich eine Verantwortungsgemeinschaft. Wohnungsbaugesellschaften sind im Rahmen der Projekte zur Quartiersvernetzung ebenfalls besonders wichtige Partner (Grünendahl et al. 2017: 65 ff.). Das Allround-System ‚meinPaul' bietet eine sehr große Anwendungsvielfalt und ist auch mit Funktionen zur Quartiersvernetzung ausgestattet. Das virtuelle Bürgeramt fördert beispielsweise die digitale Kommunikation zwischen staatlichen und kommunalen behördlichen Institutionen und BürgerInnen, indem z. B. Online-Sprechzeiten angeboten werden. Auch die Vernetzung von Pflegebedürftigen mit Dienstleistungserbringern (Pflegediensten, Handwerkern, Fahrdiensten) tragen zur Förderung der sozialen Infrastruktur bei (Weiß et al. 2017: 23 f.).

6 Potentiale der Implementierung technischer Assistenzsysteme

Im folgenden Teil wird, basierend auf den Erkenntnissen der ersten Kapitel, herausgestellt, welche Potentiale in der Implementierung von technischen Assistenzsystemen im Bereich der ambulanten Pflege vorhanden sind und wie sich diese im Detail auswirken können. Dieses Kapitel legt die Grundlage dafür, diese Potentiale anschließend als Herausforderungen zu interpretieren, indem sie kritisch betrachtet und diskutiert werden, bzw. Bedingungen festgelegt werden, die gegeben sein müssen, damit diese Potentiale auch in der Realität umgesetzt werden können.

Es lässt sich generell zwischen Potentialen technischer Assistenzsysteme auf der individuellen Ebene, also für die einzelnen Akteure, und Potentialen, die eine Chance der Verbesserung für das gesamte System darstellen, unterscheiden.

6.1 Potentiale technischer Assistenzsysteme auf der individuellen Ebene

Die Potentiale, die technische Assistenzsysteme auf der Ebene des Individuums mit sich bringen, bilden die Basis für die Entwicklung von Potentialen im gesamten System. Die Frage, die sich auf individueller Ebene stellt, ist, ob sich die zuvor beschriebenen Bedürfnisse der NutzerInnen erfüllen lassen.

6.1.1 Verbesserungen durch technische Assistenzsysteme für primäre NutzerInnen

Die wohl größte Chance, die in der Implementierung technischer Assistenzsysteme in die ambulante Pflege steckt, ist, dass sich die Lebensqualität ('Quality of Life') Pflegebedürftiger verbessern lässt (Schulz et al. 2015: 725). Dies gelingt, indem man versucht Technologien zu entwickeln, die Pflegebedürftige bestmöglich unterstützen und somit bewirken, dass sie möglichst lange selbstständig zu Hause leben können. Der Ausgangspunkt liegt demnach in der Frage, in welchen konkreten Unterstützungsbereichen die Lebensqualität Pflegebedürftiger nachhaltig durch technische Assistenzsysteme angehoben werden kann. Perspektivische Unterstützungsbereiche sind nach Weiß et al. (2013: 38) 'pflegerische Versorgung', 'Sicherheit und Haushalt', 'Mobilität' wie auch 'Kommunikation und kognitive Aktivierung', welche den zuvor erläuterten Bedürfnissen Pflegebedürftiger sehr ähnlich sind. Einzelne Technologien können, basierend auf ihren technischen Funktionen, auch durchaus mehreren Unterstützungsbereichen zugehörig sein. Potentiale zur

Unterstützung Pflegebedürftiger im Bereich *Sicherheit und Haushalt* liegen in Systemen zur Notfall-/Sturzerkennung oder zur Sturzvermeidung, wie zum Beispiel dem intelligenten Fußboden (vgl. Kapitel 5.2.1). Systeme mit Erinnerungsfunktionen für anstehende Termine und die regelmäßige Nahrungs- und Medikamenteneinnahme, welche somit die Tagesstrukturierung unterstützen, fallen ebenfalls in diese Kategorie (Weiß et al. 2013: 59). Die Unterstützung im Bereich der *Mobilität* wird fokussiert durch technische Assistenzsysteme, wie zum Beispiel robotergestützte Orthesen bei Bewegungsstörungen, Exoskelette (Elektronisch gesteuerte Außenskelette) für Gehbehinderte, Bewegungsanregung mit spielerischem Charakter (Serious Games) oder auch Navigations- und Aufstehhilfen (Weiß et al. 2013: 59). Zum Unterstützungsbereich der *Kommunikation und kognitiven Aktvierung* lassen sich unter anderem Kuscheltierroboter (Weiß et al. 2013: 38) oder mit einer Kamera und einem Mikrofon ausgestattete Telepräsenzroboter, also über das Internet gesteuerte Systeme, die mit ihrem Umfeld interagieren, zählen (Weiß et al. 2013: 60).

Für die Zielgruppe der Pflegebedürftigen lässt sich schließen, dass die Potentiale technischer Assistenzsysteme zur Verbesserung ihrer individuellen Lebensqualität in verschiedenen Unterstützungsbereichen liegen. Wenn die Implementierung dieser Geräte im häuslichen Setting gelingt, kann das dazu führen, dass Pflegebedürftige sich sicherer fühlen, dass sie selbstständiger ihren Alltag leben können, dass sie sich freier und unabhängiger bewegen können, dass sie mit ihren Angehörigen und Freunden sowie medizinischem Personal in Kontakt bleiben können und dass sie körperlich und geistig aktiv bleiben oder zusammengefasst, dass ihre teilweise besonderen Bedürfnisse erfüllt werden. Durch das Zusammenspiel all dieser Faktoren kann ihre Lebensqualität erhöht werden, was zu einem insgesamt besseren Gesundheitsstatus führt.

6.1.2 Verbesserungen durch technische Assistenzsysteme für sekundäre NutzerInnen

Auf der individuellen Ebene geht es, wie oben gezeigt, primär darum, die Lebensqualität von Pflegebedürftigen zu erhöhen. Dadurch ergeben sich allerdings auch Chancen zur Entlastung der Pflegenden. Sowohl für formelle Pflegekräfte als auch für pflegende Angehörige können technische Assistenzsysteme eine Erleichterung der Pflegearbeit darstellen. Wenn die Dokumentation der durchgeführten pflegerischen Handlungen automatisiert wird, entsteht dadurch, unter Voraussetzung einer praxisorientierten Technikentwicklung, mehr Zeit für menschliche Zuwendung. Aufgrund von Arbeitsentlastung durch Technik kann es zudem zur Freisetzung von Aufmerksamkeitsressourcen und der Erweiterung der physischen und kognitiven Grenzen kommen (Claßen et al. 2010: 210). Müssen weniger Kontroll- und Routinetätigkeiten ausgeübt werden, wird dadurch die Qualität und die Effizienz der Pflegearbeit verbessert. Notfallsysteme können den pflegenden Angehörigen beispielsweise die Sicherheit geben, dass sie wissen, dass sie benachrichtigt werden, wenn die zu betreuende Person stürzt (Merda et al. 2017: 61). Sowinski et al. bezeichnen es sogar als den größten Vorteil technischer Assistenzsysteme, „dass eine ständige Beobachtung erfolgen kann, ohne dass ein Mensch zugegen sein muss" (Sowinski et al. 2014: 36). Zusätzlich zu dieser psychischen Entlastung lässt sich feststellen, dass Pflegende sich auch immer öfter körperlich durch technische Assistenzsysteme unterstützen lassen (Weber & Wackerbarth 2017: 73). Weiß et al. ordnen dem Unterstützungsbereich der pflegerischen Versorgung auch technische Systeme zu, die schwere körperliche Arbeiten übernehmen wie zum Beispiel eine sensorische Orthese, welche durch eine gezielte Kraftunterstützung den (Ober-)Körper bei der Ausübung körperlich anstrengender und gesundheitsschädlicher Pflegetätigkeiten, wie etwa dem Heben und Lagern pflegebedürftiger Personen, unterstützt (Weiß et al. 2013: 56).

Auch bei der Vermeidung eines Dekubitus (Druckgeschwür) können technische Assistenzsysteme die Pflegenden entlasten. Wenn ein Dekubitus auf der Haut sichtbar wird, ist es für schnelle pflegerische Maßnahmen bereits zu spät. Ein frühzeitiges Erkennen ist jedoch vor allem für Angehörige im häuslichen Setting oft sehr schwer. Intelligente sensorische Matratzen erkennen gefährdete Körperstellen und stimulieren diese. Das fördert punktuell die Durchblutung, wodurch die Dekubitusbildung verzögert wird. Auch für Rollstühle existieren solche Systeme (Weiß et al. 2013: 71).

Pflegende können durch die Integration technischer Assistenzsysteme also sowohl physisch als auch psychisch in ihrem Arbeitsalltag entlastet werden, was auch ein relevanter Faktor für eine mögliche Attraktivitätssteigerung des Pflegeberufs sein kann.

6.2 Potentiale technischer Assistenzsysteme auf der systemischen Ebene

Es bestehen nicht nur Potentiale auf der individuellen Ebene, sondern auch für das gesamte Gesundheitssystem bzw. den Pflegesektor ergeben sich durch die Implementierung technischer Assistenzsysteme vielversprechende Perspektiven. Der demografische Wandel zeichnet sich durch einen starken Anstieg der Zahl hochaltriger und somit auch pflegebedürftiger Menschen aus, zwei von drei Pflegebedürftigen werden zu Hause von ihren Angehörigen versorgt (Statistisches Bundesamt 2018: 16). Gleichzeitig herrscht ein Fachkräftemangel in der Pflege und somit eine Überlastung derjenigen, die diesen Beruf ausführen (BMG 2018b, o.S.). Im Folgenden soll untersucht werden, ob ein vermehrter Einsatz von Technik in der ambulanten Pflege an diesen Problemen ansetzen kann.

6.2.1 Anstieg der Erwerbstätigkeit in der (ambulanten) Pflege

Aus einer möglicherweise erhöhten Attraktivität des Pflegeberufs durch die Implementierung von technischen Assistenzsystemen ergibt sich die Möglichkeit, dass die Anzahl an formellen Pflegekräften auch im ambulanten Sektor zunimmt. Vogler Ludwig et al. (2016: 13 f.) unterscheiden zwischen den Szenarien der langsamen und beschleunigten Digitalisierung und stellen heraus, dass bei der beschleunigten Digitalisierung bis 2030 ein Fachkräftezuwachs in Deutschland von etwa 218.000 zu verzeichnen wäre, während es im Gegensatz dazu bei der langsamen Digitalisierung laut den Vorausberechnungen bis 2030 sogar etwa 38.000 Arbeitsplätze weniger in der Pflege geben würde (Vogler-Ludwig et al. 2016: 18 ff.). Aus diesem Grund fordern die Autoren, die Digitalisierung im Gesundheitswesen weiter voranzutreiben (Vogler-Ludwig et al. 2016: 33). Eine Vorausberechnung konkret für den ambulanten Pflegesektor steht zurzeit noch aus.

Zudem liegt eine weitere Chance des Anstiegs der Erwerbstätigkeit darin, dass die Pflege nicht komplett durch Technik ersetzt werden kann. Frey und Osborne (2017: 36 ff.) ordnen Berufe nach ihrem ‚Substituierungspotenzial‘ in die Kategorien niedrig, mittel und hoch ein, wobei die Pflege, als Branche der personenbezogenen Dienstleistung, bei der es viel auf Erfahrung ankommt, als ein Arbeitsfeld in der ‚low risk category‘ (weniger als 30 Prozent der Arbeit könnten durch digitale Systeme ersetzt werden) gilt. Auch für Deutschland kommen Studien zu diesem Ergebnis. Dengler und Matthes (2015: 16 ff.) schätzen medizinische und nicht-medizinische Gesundheitsberufe über alle Anforderungsniveaus (Helfer, Fachkraft, Spezialist, Experte) hinweg als schwer substituierbar ein. Aus der Tatsache, dass technische Assistenz somit als Unterstützung und nicht als Ersatz für Pflegekräfte dienen könnte, folgern sie, dass die Beschäftigungssituation durch den vermehrten Einsatz von Technik entlastet werden würde (Dengler & Matthes 2015: 16 ff.). Unter der Devise, Pflegende nicht zu ersetzen, sondern zu unterstützen, lässt sich also aus diesem Kapitel die wichtige Erkenntnis gewinnen, dass die Digitalisierung das Potential besitzt, dass die Anzahl der Beschäftigten in der Pflege zunimmt (Frey & Osborne 2017: 32). Im besten Fall kann dem Personalmangel in der Pflege somit durch einen Fachkräftezuwachs im Szenario der beschleunigten Digitalisierung entgegengewirkt werden.

6.2.2 Erhöhte Attraktivität des Pflegeberufs

Durch die zunehmende Verbreitung technischer Assistenz im häuslichen Umfeld verändert sich auch das berufliche Aufgabenspektrum der Pflegekräfte. Sie sollten in der Lage sein, den individuellen Bedarf Pflegebedürftiger für die Implementierung von Technik in ihr Wohnumfeld zu erkennen. Basierend auf dieser Anforderung entstehen durch den Einsatz technischer Assistenzsysteme bisher nicht vorhandene Tätigkeitsfelder, wie zum Beispiel im Bereich der Technikvermittlung (Merda et al. 2017: 63). Aufgrund des schon oft thematisierten Bedürfnisses Pflegebedürftiger, möglichst lange selbstständig in der eigenen Wohnung zu verbleiben, nimmt die Bedeutung des ambulanten Sektors gegenüber dem stationären immer weiter zu. Durch die damit verbundene Auslagerung der Behandlung schwerkranker Patienten und der Überwachung lebenswichtiger medizinischer Daten aus dem stationären Setting in das arztferne ambulante Setting, wird ambulanten Pflegekräften immer mehr Verantwortung zugesprochen, was die Attraktivität des Berufs ebenfalls erhöhen könnte (Ewers 2010: 324). Durch eine Kompetenzerweiterung und -ausweitung kann die Attraktivität des Pflegeberufs also erhöht werden. Diese erhöhte Attraktivität des Berufs kann jedoch nur erreicht werden, wenn auch entsprechende akademische Voraussetzungen geschaffen werden. Das bedeutet, dass die Pflegeausbildung sich an die Digitalisierung anpassen muss, was später noch genauer thematisiert wird.

6.2.3 Neue Informationen und besserer Informationsfluss

In einer häuslichen Umgebung installierte technische Assistenzsysteme sammeln fortwährend medizinische bzw. pflegerelevante Daten, welche die Arbeit der Pflegenden unterstützen können. Diese, durch technische Assistenz zur Verfügung stehenden, neuen Informationsquellen tragen somit zu einer besseren Koordination des Pflegeprozesses bei (Merda et al. 2017: 32).

Bei Pflegebedürftigen gewonnene behandlungsrelevante Informationen lassen sich mit Hilfe technischer Assistenzsysteme, vor allem aus dem Überschneidungsbereich mit Telecare, an andere relevante AkteurInnen übermitteln, was den schnellen Austausch dieser Informationen erleichtert. Dies verhindert, dass Informationen doppelt erfasst werden und fördert zudem die Vernetzung innerhalb des Pflegeprozesses. So lässt sich im Endeffekt die Effizienz der Pflegearbeit steigern, da die Zeit, die zuvor für die schriftliche Dokumentation verwendet wurde, zumindest in der Theorie, nun vermehrt für menschennahe Pflegetätigkeiten verwendet werden kann (Merda et al. 2017: 31).

6.2.4 Sicherstellung der Pflegeversorgung auch in ländlichen Regionen

Im Zuge der demografischen Entwicklung Deutschlands nennt Bauer (2009: 100) die zunehmende Entfernung von ländlichen Regionen zu Gesundheitseinrichtungen als eine der primären Problematiken. Der Bevölkerungsrückgang in diesen Gebieten führt dazu, dass die dortige Infrastruktur, inklusive der Gesundheitsversorgung, nicht in angemessener Qualität aufrechterhalten werden kann (Bauer 2009: 100 ff.). Die Pflegekräfte selbst merken an, dass PatientInnen in ländlichen Regionen mit Hilfe von neuartigen Technologien deutlich leichter zu erreichen sind (Hielscher 2014: 31). Besonders Anwendungen aus dem Telecare-Sektor bieten die Möglichkeit, trotz räumlicher Distanz, eine angemessene Versorgung zu gewährleisten, zum Beispiel per Telemonitoring von Wunden oder Vitalparametern (Weiß et al. 2013: 62). Gerade in den strukturschwachen ländlichen Regionen können technische Assistenzsysteme also ein wichtiger Beitrag zu einer angemessenen gesundheitlichen Versorgung sein.

6.2.5 Beitrag zur Umsatzsteigerung und zur Öffnung neuer Märkte

Wenn der Bedarf für technische Assistenz so groß ist, wie in den vergangenen Kapiteln herausgestellt, ergibt sich die Frage, ob dieser boomende Sektor auch zur Wohlfahrtssteigerung insgesamt beitragen kann.

Welches zusätzliche Umsatzpotential in der Ausstattung von Haushalten mit technischen Assistenzsystemen liegt, wurde in einem ersten Versuch von Fachinger et al. (2012) berechnet. Berücksichtigt wurden ausgewählte Produkte aus den Bereichen ‚Haushalt und Versorgung‘, ‚Sicherheit und Privatsphäre‘, ‚Kommunikation und soziales Umfeld‘ und zusätzlich auch ‚Gesundheit und Pflege‘. Diese Produkte sind dann mit ihren aktuellen Marktpreisen erfasst worden. Die konkrete Produktauswahl erfolgte, nach der Analyse aktueller Forschungsergebnisse, anhand genau festgelegter Parameter. Es wurde die Anzahl der Ein- und Zweipersonenhaushalte, deren Bedarf zum ausgewählten oben genannten Produktspektrum passt, mit den durchschnittlichen Anschaffungskosten für eine fiktive Wohnungsausstattung durch technische Assistenzsysteme aus den oben genannten Bereichen multipliziert. Diese Bereiche decken sich inhaltlich auch mit den zuvor identifizierten Unterstützungsbereichen technischer Assistenzsysteme, was die Studie in ihrer Aussagekraft bestätigt. Zudem wurde die Bereitschaft eines Haushalts, die Wohnumgebung entsprechend umzugestalten, miteinbezogen. Eine 100 m² große Wohnung mit Küche, Bad, Flur und drei Zimmern wurde den Berechnungen zugrunde gelegt. Die Produkte kosteten insgesamt etwa 12.000 Euro pro Wohnung, woraus sich ein Umsatzpotential/ Angebotspotential, von insgesamt 87,2 Milliarden Euro für den deutschen Markt ergab. Bei der Interpretation dieses Ergebnisses muss berücksichtigt werden, dass ein solches Umsatzpotenzial nur auf sehr lange Sicht, also über mehrere Jahrzehnte durch die privaten Haushalte finanzierbar sein wird. Zudem sind Unternehmen nicht in der Lage, eine solche Produktionsmenge kurzfristig bereitzustellen. Das Nachfragepotential für technische Assistenzsysteme von Personen über 65 Jahren wurde auf etwa 2,8 Milliarden Euro pro Jahr geschätzt (Fachinger et. al 2012: 10 ff.). Dies bildet den Status Quo im Jahr 2012 ab und hat sich höchstwahrscheinlich seitdem schon wieder stark verändert. Eine erneute Durchführung einer solchen Studie mit der gleichen Erhebungsmethode wäre erforderlich. Hinzu kommen auch noch eventuelle Bezuschussungen der Kranken- oder Pflegeversicherungen, je nachdem, ob Produkte im Hilfsmittelverzeichnis gelistet sind und somit finanziert werden oder nicht. Das hängt von ihrem potentiell nachgewiesenen gesundheitlichen und ökonomischen Nutzen ab. Es wird das Fazit gezogen, dass unter bestimmten Rahmenbedingungen auf dem Markt technischer Assistenzsysteme ein erhebliches ökonomisches Umsatzpotential gegeben ist (Fachinger et al. 2012: 41 ff.). Durch dieses Potential entwickeln sich neue Märkte für technische Assistenzsysteme als Gesundheitsgüter, was auch gesamtwirtschaftlich wohlfahrtsfördernd wirken könnte.

7 Herausforderungen der Implementierung technischer Assistenzsysteme

Betrachtet man die Potentiale, die durch die Einführung technischer Assistenzsysteme entstehen, wächst die Hoffnung, durch eine stärkere Verwendung dieser Systeme, die durch den demografischen Wandel entstandenen gesellschaftlichen Probleme eindämmen zu können. Es kann der Eindruck entstehen, dass einer erfolgreichen Integration technischer Assistenzsysteme in den Pflegealltag nichts mehr im Wege steht, solange die Technikentwickler auf die Bedürfnisse der Zielgruppen achten. Doch die Realität ist deutlich komplexer und bei der Entwicklung und Einführung dieser Technologien sind einige Herausforderungen zu bewältigen. Nachdem zuerst das Verhältnis zwischen Technik und Pflege als Herausforderung in sich dargestellt wird, soll zwischen Herausforderungen, welche sich durch die Anforderungen der NutzerInnen an die Technikentwicklung ergeben und Herausforderungen, die das deutsche Gesundheitssystem an die Technikentwicklung stellt, unterschieden werden.

7.1 Verhältnis von Technik und Pflege

Es wird immer wieder auf das „schwierige und spannungsreiche Verhältnis zwischen Pflege und Technik" (Friesacher 2010: 293) hingewiesen. Der Pflege wird hierbei mangelnde Bereitschaft, neue Technologien in der Praxis zur Anwendung zu bringen, unterstellt (Hülsken-Giesler 2015: 12). Weiß et al. stellen heraus, dass den Pflegekräften oft vorgeworfen wird, sie würden technische Innovationen in ihrem Berufsalltag konsequent ablehnen, da sie die Zeit für menschliche Zuwendung verringern und mit ihnen um ihre Arbeitsplätze konkurrieren (Weiß et al. 2013: 14).

Doch ganz im Gegensatz, denn Pflegekräfte nutzen technische Innovationen, wie oben schon vielfach gezeigt, sowohl zur Strukturierung ihres Alltags, zur Kommunikation mit anderen Prozessbeteiligten, als auch direkt an den PatientInnen. Technik ist aus dem Pflegesektor somit gar nicht mehr wegzudenken. Der Einsatz von neuen technischen Assistenzsystemen in der Pflege führt allerdings zu gravierenden Veränderungen der Arbeitsprozesse und Verantwortlichkeiten, welche sich bis in das Selbstverständnis des Berufsbilds der Pflegekräfte auswirken (Hülsken-Giesler 2010: 333). Zu Konflikten kommt es erst dann, wenn die Logik der Technik nicht mit der Logik menschlichen Handelns übereinstimmt. Hat ein technisches System eine hohe Fehleranfälligkeit, kommt es schnell zu einer Verschiebung der

Aufmerksamkeit weg von den pflegebedürftigen Menschen und hin zu den technischen Systemen, was Pflegekräfte von ihrer eigentlichen Arbeit entfremdet (Friesacher 2010: 294 f.). Aufgrund dieses Konfliktpotentials entsteht das allgemeine Bild, die Pflegepraxis stünde der Technik ablehnend gegenüber.

Es gibt jedoch ausreichend Hinweise, dass diese Theorie die Realität nicht angemessen widerspiegelt, denn der Konflikt liegt nicht zwischen der Technik und der Pflege, sondern zwischen den Entwicklern und Anwendern (Hülsken-Giesler 2015: 12). Das Selbstverständnis der Technikentwickler ist durch ein stetiges Innovationsbedürfnis und das Verlangen, das technisch Mögliche umzusetzen, geprägt und das der Pflegepraxis (Anwender) durch Fürsorge, Nächstenliebe, Zuwendung und dem Streben nach der bestmöglichen Lösung für die angewandte Praxis (Merda et al. 2017: 33). Wenn durch technische Assistenz sowohl Arbeitserleichterungen als auch Zeitersparnisse und somit auch eine bessere Qualität der Pflege erreicht werden können, werden neue technische Innovationen auch positiv in die Pflegepraxis aufgenommen. Friesacher empfiehlt daher in seinem Beitrag, den Diskurs von pflegewissenschaftlicher Seite als einen „kritischen und normativen" zu führen, da die Technisierung in der Pflege „zentrale Fragen des Menschseins" berühre (Friesacher 2010: 309).

Die fehlende Bereitschaft der Pflegenden zum Umgang mit Technik lässt sich demnach nicht als Hindernis der Technikimplementierung herausstellen, sondern vielmehr werden von Seiten der Pflegepraxis (Pflegende/Pflegebedürftige) Anforderungen an die Technikentwicklung formuliert, welchen sich diese stellen muss.

7.2 Herausforderungen durch die Anforderungen der NutzerInnen

Dieses Kapitel widmet sich der Frage, welche Herausforderungen sich an die Technikentwicklung durch die Bedürfnisse und Anforderungen der NutzerInnen stellen.

7.2.1 Aspekte der NutzerInnenakzeptanz

Im Folgenden soll herausgestellt werden, warum der Akzeptanzfaktor von zentraler Bedeutung bei der Technikentwicklung ist und warum die Umsetzung dieses Faktors eine so große Herausforderung darstellt. Hierbei ist es wichtig, sich sowohl die Akzeptanz der primären als auch der sekundären NutzerInnen anzuschauen. Mit Akzeptanz ist „die positive Annahmeentscheidung einer Innovation durch die Anwender" (Simon 2001: 89) gemeint. Man unterscheidet generell zwischen der Einstellungs- und Verhaltensakzeptanz, welche zusammen die Gesamtakzeptanz bilden. Zur Ermittlung der Einstellungsakzeptanz wird der empfundene Kosten-Nutzen-Ausgleich bei den NutzerInnen erfragt. Die Verhaltensakzeptanz lässt sich in dem Nutzerverhalten, bezogen auf technische Innovationen, erkennen (Weiß et al. 2013: 13).

Mit der Gewährleistung der NutzerInnenakzeptanz gelingt die Einführung technischer Assistenzsysteme in den Markt, wodurch die Grundlage für eine flächendeckende Anwendung in der Praxis gelegt wird. Die Akzeptanz einer assistiven Technologie ist zum einen vom individuell wahrgenommenen Unterstützungsbedürfnis, als auch von der Verfügbarkeit der Technologie am Markt und ihren Beschaffungskosten, sowie zusätzlich von den konkreten Produkteigenschaften abhängig (McCready & Tinker 2005: 100). Daraus ergibt sich im Umkehrschluss, dass die NutzerInnenakzeptanz einer Technologie steigt, je größer das wahrgenommene Bedürfnis einer pflegebedürftigen Person nach Unterstützung ist, je günstiger und erhältlicher eine Technologie auf dem Markt ist und je besser sie im entsprechenden Setting funktioniert (Weiß et al. 2013: 13).

Hauer (2017: 318) stellt heraus, dass eine hohe NutzerInnenakzeptanz nur durch eine gute Produktqualität erreicht werden kann. Sie unterscheidet zwischen subjektiver und objektiver Produktqualität. Die subjektive Qualität steigt, je eher die Technik die Erwartungen der NutzerInnen erfüllt, wird aber auch durch die objektive Qualität beeinflusst. Technikentwicklung ist also wertebehaftet, denn NutzerInnenakzeptanz kann nur erwartet werden, wenn die normativen Wertvorstellungen der potentiellen NutzerInnen in der Technik zu erkennen sind. Schon im Entwicklungsprozess können den technischen Systemen sowohl bewusst als auch unbewusst Werte angeeignet werden (Weber & Wackerbarth 2017: 81). Die objektive Qualität ist dann gegeben, wenn definierte Standards bei der Entwicklung der Technologien eingehalten werden. Hauer betont deshalb die Notwendigkeit von Qualitätssicherung im Kontext von Technik in der ambulanten Pflege, denn jeder noch so kleine Fehler könne in kritischen Situationen schwerwiegende Folgen nach sich ziehen (Hauer 2017: 318).

Multiple Kriterien müssen aus Sicht der NutzerInnen bei der Technikentwicklung erfüllt werden, damit technische Assistenzsysteme eine hohe objektive Qualität aufweisen (Abb. 2). Dieser Ansatz der Einordnung verschiedener subjektiver und objektiver Qualitätskriterien beinhaltet die wesentlichen Indikatoren für die NutzerInnenakzeptanz und kann je nach Produkt und individuellen Vorstellungen und Ansprüchen ergänzt und spezifiziert werden (Hauer 2017: 322).

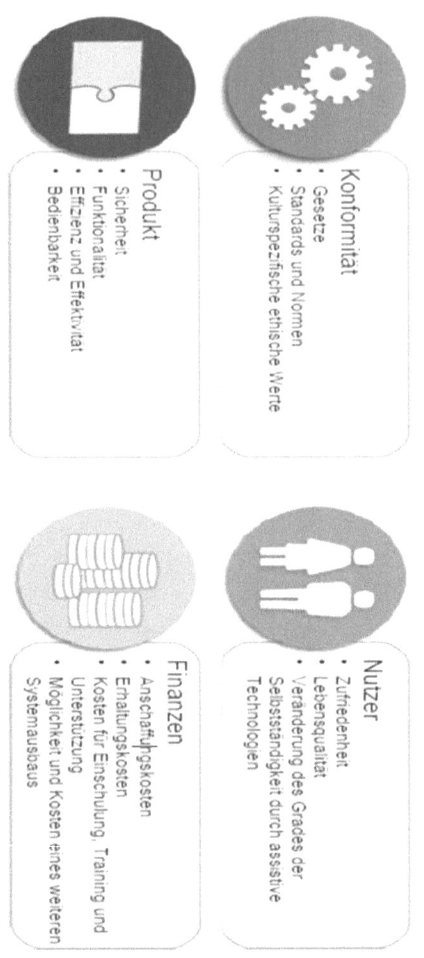

Abbildung 2: Qualitätskriterien technischer Systeme aus der NutzerInnenperspektive (Hauer 2017: 321)

Zuerst ist zu beachten, dass technische Systeme mit entsprechenden Gesetzen, Standards und Normen konform sein müssen. Hierbei spielt der Datenschutz eine hervorgehobene Rolle, auf welchen aber später noch genauer eingegangen wird. Auch kulturspezifische, ethische Werte sollten bei der Entwicklung beachtet werden. Bei dem Produkt selbst kommt es besonders auf die Sicherheit an, dass also zum Beispiel potentielle Verletzungsrisiken minimiert werden. Die Funktionalität setzt sich aus Aspekten wie der Akkulaufzeit oder der Vermeidung von Funktionsausfällen zusammen. Effizienz und Effektivität lassen sich in der Sensitivität bzw. der Spezifität eines Geräts erkennen. Ein Alarmnotrufsystem zum Beispiel darf nicht zu schnell auslösen, ohne dass eine Gefahr für den/die Pflegebedürftige/n bestanden hätte, muss aber auch verlässlich auslösen, wenn tatsächlich eine Notfallsituation vorliegt (Hauer 2017: 315 f.).

Zur Vermeidung von Akzeptanzproblemen und Sicherstellung einer möglichst hohen Bedienbarkeit gibt Hauer einige konkrete Anweisungen: (1) Altersbedingte, sensorische, körperliche und kognitive Veränderungen sollten stets berücksichtigt werden. (2) Displays, Knöpfe und Schrift sollten ausreichend groß sein. (3) Es sollte kein technisches Vorwissen zur Bedienung nötig sein, vor allem wenn die Systeme zuvor noch eingerichtet werden müssen. (4) Simpel gestaltete und logisch aufgebaute Bedienungsanleitungen sollten enthalten sein. (5) Das System sollte eine langfristige Beständigkeit aufweisen und Veränderungen an Design und Begrifflichkeiten anhand von Updates vermeiden. (6) Bei Multifunktionsgeräten sollten die einzelnen Funktionen klar in einem Menü voneinander getrennt sein. (7) Systeme mit Sprachausgabe sollten verständlich, eindeutig und laut genug sein, was durch akustisch unterstützte Bedienungsvorgänge zur Bestätigung der Eingabe (Tastendruck wird hörbar gemacht) gewährleistet werden kann (Hauer 2017: 315 f.; Betz et al. 2010). Weiß et al. (2013: 14) nennen zudem noch den Aspekt der ästhetischen Gestaltung des Produkts.

Auch ein erkennbarer Zugewinn an Lebensqualität ist für den/die NutzerIn wichtig. Lebensqualität ist jedoch ein subjektiver und deshalb schwer messbarer Parameter. Eine Möglichkeit der Erfassung von Lebensqualität stellt die Anwendung des ‚Goal Attainment Scale' (GAS) dar. Die TechniknutzerInnen legen dabei individuelle Ziele oder Lebensbereiche fest, bei denen sie sich durch die Zunahme des technischen Systems einen positiven Effekt erwarten und bewerten dies dann auf einer Skala zwischen minus Zwei und plus Zwei. Der Grad der Zielerreichung kann hierbei jederzeit überprüft werden (Hauer 2017: 319). Zusätzlich zu diesem Modell lassen sich auch noch externe, nicht zu beeinflussende Faktoren, die sich auf die Technikakzeptanz auswirken, feststellen. Ein hohes Alter, sowie ein geringes Bildungsniveau, senken nachweislich die NutzerInnenakzeptanz technischer Systeme, während eine ausgeprägte Technikbiografie wiederum förderlich ist (Hauer 2017: 317).

Zusammenfassend lässt sich sagen, dass die NutzerInnenakzeptanz eine der größten und komplexesten Herausforderungen für die Entwicklung technischer Assistenzsysteme in der ambulanten Pflege darstellt. Werden die genannten Qualitätskriterien nicht beachtet, kommt es zu fehlender BenutzerInnenfreundlichkeit und somit zu fehlender Akzeptanz, was die Etablierung der Technologie am Markt verhindert.

7.2.2 Fehlende Einbindung relevanter Zielgruppen in die Technikentwicklung

Der rechtzeitige Einbezug potentieller Nutzergruppen ist bei der Entwicklung von Technik unverzichtbar. Eine erfolgreiche Einbindung dient ebenfalls der Akzeptanz der NutzerInnen, lässt sich jedoch noch einmal als Herausforderung in sich identifizieren. Obwohl die Vorteile klar ersichtlich sind, wird immer wieder kritisiert, dass NutzerInnen bisher viel zu wenig in den Prozess der Entwicklung technischer Assistenzsysteme mit einbezogen werden (vgl. Grünendahl et al. 2017; vgl. Hahn & Thilo 2017; vgl. De Vito Dabbs et al. 2009). Der Einbezug von Nutzenden fördert eine problembasierte, anstelle einer technologiebasierten Entwicklung von Technik, steigert nachweislich die Akzeptanz und die Bedienungsfreundlichkeit und ermöglicht somit auch eine langfristige Nutzung (Bridgelal Ram et al. 2007: 66). Es lassen sich die drei Formen des informativen, konsultativen und partizipativen NutzerInneneinbezuges unterscheiden. Relevant bei dieser Einteilung ist die zunehmende Einflussnahme der NutzerInnen auf die Entscheidungsfindung. Ein informativer Einbezug fordert lediglich die persönlichen Informationen von den NutzerInnen, in der konsultativen Form kommentiert der/die NutzerIn das technische System aktiv und im partizipativen Setting können Nutzende über die Entwicklungsrichtung mitentscheiden (Hahn & Thilo 2017: 177). Das Prinzip der nutzerorientierten Gestaltung (User-Centered-Design) bei der Technikentwicklung setzt sich mehr und mehr durch (vgl. De Vito Dabbs et al. 2009, vgl. Weiß et al. 2013). Hiermit sind nicht nur die pflegebedürftigen Personen selbst gemeint, denn abhängig von ihrem Grad der Pflegebedürftigkeit steigt auch der Bedarf der Einbindung der Pflegenden (Weiß et al. 2013: 40). Deshalb wird immer wieder gefordert, die Digitalisierung im Pflegesektor stärker in die Pflegeausbildung einzubinden, um die Fachkräfte zu einer erfolgreichen Mitgestaltung von Technik zu befähigen. Ausgebildete Spezialisten im Überschneidungsbereich Technik und Pflege sind unbedingt notwendig (Hahn & Thilo 2017: 184). Weber und Wackerbarth (2017: 81) fassen dies aus ihrer Perspektive so zusammen: „Technik ist (normativ) akzeptabel, wenn in einem Diskurs (der natürlich bestimmten Bedingungen genügen muss) die Diskurteilnehmer gemeinsam eine entsprechende Bewertung vornehmen."

7.2.3 Ethischer Konflikt zwischen Datenschutz und Sicherheit

Ein Großteil neuartiger technischer Systeme kommt heutzutage nicht mehr ohne die Sammlung von gesundheitsbezogenen Daten aus, wobei autonom sensible Informationen über die Pflegedürftigen selbst und ihr Wohnumfeld gesammelt werden. Gesundheitsdaten sollten deshalb besonders gesichert behandelt werden. Wie schon erläutert, besteht ein großes Potential in der Gewinnung und Speicherung gesundheitsbezogener Daten zur Anwendung und Optimierung technischer Assistenzsysteme, sowie der Kommunikation von allen am Pflegeprozess Beteiligten untereinander. Im häuslichen Umfeld installierte technische Assistenzsysteme sammeln fortwährend Daten, welche die Arbeit von Pflegekräften erleichtern können. Allerdings gibt es sowohl sicherheitstechnische als auch ethische Bedenken bei der Sammlung und dem Austausch dieser sensiblen persönlichen Daten. Konkret stellen sich dabei Fragen, wie zum Beispiel: Worin besteht der Sicherheitsgewinn, wenn Außenstehende über Sensoren punktgenau über Toilettengänge oder sonstiges Verhalten informiert werden?

Dass deshalb bei der Entwicklung technischer Systeme für das ambulante Setting der Datenschutz auch immer eine zentrale Rolle spielen sollte, stellen Weber und Wackerbarth heraus, indem sie anmerken, dass das Wohnumfeld Pflegebedürftiger nicht nur als physischer Raum angesehen werden darf, sondern mit Erinnerungen und Erfahrungen gefüllt ist. Durch die Erhöhung der Sicherheit in der Wohnung (z.B. durch Kamerasysteme) kann die Privatsphäre gestört werden, was mit dem ständigen Gefühl, überwacht zu werden, einhergeht (Weber & Wackerbarth 2017: 73 f.). Dies senkt wiederum die Akzeptanz für solche Systeme, weshalb sich Datenschutz auch als ein wichtiges objektives Qualitätskriterium nennen lässt. Merda et al. merken zudem an, dass es im Gesundheitswesen Akteure gibt, die Interesse an persönlichen gesundheitsbezogenen Daten haben, um diese zu „kommerziellen Zwecken" oder zur „Eingrenzung von Gesundheitsrisiken" zu nutzen (Merda et al. 2017: 34). Etwa 75 Prozent der NutzerInnen sind laut Bundesärztekammer freiwillig dazu bereit, über Sensorarmbänder, Apps oder ihr Handy diese persönlichen Daten messen, auswerten und speichern zu lassen. Die Bundesärztekammer nennt eine aktuelle Studie der Verbraucherzentrale Nordrhein-Westfalen, welche tragbare Computersysteme untersuchte und feststellte, dass die NutzerInnen dieser Geräte vom Anbieter häufig nicht ausreichend über die weitere Verwendung ihrer Daten informiert wurden (Brösicke et al. 2017: 265). Da es den gesetzlichen Krankenversicherungen in Deutschland jedoch untersagt ist, die Auswahl ihrer Mitglieder anhand des Krankheitsrisikos vorzunehmen, können sie diese Informationen

bisher auch nicht legal nutzen, weshalb Gigerenzer und KollegInnen die Angst eines Solidaritätsverlustes durch Datenmissbrauch von gesundheitsrelevanten Daten in Deutschland als „weitgehend unbegründet" einstufen (Gigerenzer et al.
2016: 26). Viel eher werden die sehr strengen Bestimmungen zum Datenschutz,
die in Deutschland bei technischen Systemen gelten, zu einer Herausforderung für
die Technikentwickler, ihre Produkte am Markt zu platzieren. Baierlein sieht im
Thema Datenschutz einen Grund, warum die Digitalisierung im Gesundheitswesen
noch nicht so weit fortgeschritten ist, wie sie es sein könnte (Baierlein 2017: 6).
Damit ist jedoch nicht gemeint, dass diese Datenschutzregelungen zu drastisch
sind, sondern eher, dass der nötige Netzwerk-, Internet- und Infrastrukturausbau
zur Gewährleistung eines reibungslosen Datenaustauschs vor allem bei webbasier-
ten Systemen umgesetzt werden muss (Heuberger & Vilain 2017: 27 f.). Dabei
sollte das Recht der Pflegebedürftigen auf informelle Selbstbestimmung immer im
Vordergrund stehen, was sich durch die Beachtung der fünf zentralen Aspekte des
Datenschutzes sicherstellen lässt:

1. Datensparsamkeit/Datenvermeidung: Nur unbedingt notwendige Daten er-
   heben und keine Datensammlungen anlegen.

2. Datenspeicherung: Die Datenspeicherung sachlich und zeitlich begrenzen.

3. Datentransparenz: Es muss stets klar sein, welche Daten von wem erhoben
   werden und was mit ihnen geschieht.

4. Datensouveränität: NutzerInnen sollten Kontrolle über ihre eigenen Daten
   haben. Dritte dürfen nur im Ausnahmefall Zugang zu den Daten bekommen.

5. Datensicherheit bei der Datenübermittlung (Weiß et al. 2013: 10).

Diese Aspekte werden auch alle in der Datenschutzgrundverordnung der europäi-
schen Union (EU-DSGVO), welche seit dem 25. Mai 2018 in Kraft getreten ist, auf-
gegriffen und ausführlich beschrieben (BMWi 2019, o.S.).

Das Thema Datenschutz ist also bei der Entwicklung technischer Assistenzsysteme
für die ambulante Pflege als weitere große Herausforderung zu sehen. Beim Umgang mit sensiblen Gesundheitsdaten muss die Balance zwischen dem Erhalt der
Privatsphäre der Pflegebedürftigen und der Gewährleistung ihrer digitalen Sicherheit unter Einhaltung der aktuellen Rechtslage gefunden werden.

7.2.4 Wahrung der Menschenwürde von Pflegebedürftigen

Bei allen Herausforderungen, die bei der Entwicklung von Technik in der ambulanten Pflege beachtet werden müssen, darf der Aspekt der Aufrechterhaltung der Menschenwürde Pflegebedürftiger nie in Vergessenheit geraten. Er sollte sogar zentraler Teil des Entwicklungsprozesses sein. Da auf einem angebotsinduzierten Markt die Wirtschaftlichkeit bzw. der Kostenfaktor schnell zum zentralen Entscheidungskriterium werden kann, geraten die komplexen Bedürfnisse und Rechte pflegebedürftiger Menschen (siehe Kapitel 5.1) schnell in den Hintergrund. Jedoch merken Weiß et al. (2013: 11) an: „Die Lobby von pflegebedürftigen Menschen ist klein. Gleichzeitig sind die Möglichkeiten, selber ihre Bedürfnisse und Wünsche in der Öffentlichkeit und gegenüber den sie pflegenden Menschen zu äußern nicht besonders groß. Damit ist die Lebenslage von Pflegebedürftigen verletzlich." (Weiß et al. 2013: 12). Entsprechende Regelwerke, wie die allgemeine Erklärung der Menschenrechte, der Ethik-Kodex des International Council for Nurses (ICN), die europäische Sozial-Charta oder die deutsche Pflege-Charta, welche für die Rechte pflegebedürftiger Menschen einstehen (Weiß et al. 2013: 12), sind von immenser Wichtigkeit.

7.3 Herausforderungen durch das Gesundheitssystem

Zusätzlich zu den Herausforderungen, die sich konkret an die Technikentwicklung stellen, gibt es solche, die darüber hinaus auf die Beschaffenheit des gesamten deutschen Gesundheitssystems zurückzuführen sind. Sie entstehen durch unwissenschaftliche Forschung, die oft ungeklärte Finanzierung von technischen Systemen, sowie die innovationshemmende Struktur des Marktes für Assistenzsysteme.

7.3.1 Unwissenschaftliche Studien

Studien zu technischen Assistenzsystemen sind oft nicht von hoher Validität und Reliabilität, was dazu führt, dass die theoretische Evidenz für ihren Mehrnutzen in der Praxis häufig nicht gegeben ist. Dies verhindert ihre Implementierung am Markt. Bei einer von der Cochrane Library durchgeführten Übersichtsarbeit zum Themenkomplex Smart-Home-Technologien, wurde keine einzige Untersuchung (von insgesamt 2380 Literaturnachweisen) für reviewfähig befunden. Auch im deutschsprachigen Raum stehen qualitativ akzeptable Nachweise über den effektiven Technikeinsatz in der Pflege noch aus (Elsbernd et al. 2014: 9 f.). Das bedeutet jedoch nicht, dass die Technologien nicht hochwertig genug sind, sondern beweist lediglich die mangelhafte Qualität der Forschung auf diesem Gebiet.

Smith stellte in ihrem Übersichtsartikel heraus, dass zum einen die Datenlage über die Wirksamkeit technischer Assistenzsysteme für den Pflegesektor sehr dünn ist und zum anderen, dass viele Studien subjektiv geprägt sind, da der Fokus ausschließlich auf den positiven Ergebnissen liegt, während die negativen Auswirkungen der Technologien viel seltener thematisiert wurden (Smith 2008: 78). Schulz et al. suchen die Begründung für solche Problematiken im Aufbau von Studien zu technischen Assistenzsystemen. Sowohl für den Telecare-Sektor, als auch für andere Technologiebereiche stellten sie fest, dass oft mit zu kleinen Kohorten und über einen zu kurzen Zeitraum geforscht wurde, dass die Studien nicht randomisiert gestaltet waren und dass sich die Forschungsrichtung nur auf eine begrenzte Zahl an Outcomes beschränkte. Das bedingt laut den Autoren den Status Quo der internationalen Forschung auf dem Gebiet der technischen Assistenz, in welchem kaum qualitativ hochwertige und somit repräsentative Studien existieren. Die hohen zeitlichen und finanziellen Kosten der Durchführung einer randomisierten kontrollierten Studie tragen ebenfalls ihren Teil dazu bei. Diese Ressourcen zu investieren, lohnt sich aufgrund der rasanten Entwicklung technischer Produkte und deren Schnelllebigkeit auf dem Markt nicht. Die Dauer einer randomisierten kontrollierten Studie/Randomised Controlled Trial (RCT) ist im Schnitt auf fünf Jahre angelegt. In dieser Zeit sei fast jede Technologie schon überholt und durch neuere Versionen ersetzt worden. Die Autoren merken an, dass Technik im Gesundheitsbereich oft aggressiv vermarktet wird, selbst wenn keine konkrete Evidenz über ihre Wirksamkeit vorliegt. Auch wenn dies bei technischen Systemen für die ambulante Pflege, aufgrund des oft nicht vorhandenen Nachweises zur Kosten-Effektivität, noch nicht so ausgeprägt sei, sollte man eine solche Entwicklung unterbinden. Gefordert wird deshalb die Umsetzung von Methoden zur schnellen Testung der Wirksamkeit eines Systems mit einer kleinen Kohorte und mehreren Outcomes und Methoden zur wiederholten Re-Testung, eingebettet in den Verlauf einer länger angelegten RCT (Schulz et al. 2015: 728 ff.).

7.3.2 Unklare Finanzierung

Bei der Diskussion um die Anforderungen an die Technikentwicklung, darf nicht vergessen werden, dass technische Systeme oft teuer sind und Pflegebedürftige häufig nicht in der Lage, sich eine Vollausstattung ihrer Wohnung zu leisten, wenn man davon ausgeht, dass eine durchschnittliche Einrichtung der Wohnung mit technischen Assistenzsystemen etwa 12.000 Euro kostet (Fachinger et. al 2012: 14). Zuvor wurde herausgestellt, dass sich durch das Potential technischer Assistenzsysteme als lukrative Gesundheitsgüter neue Absatzmärkte entwickeln, was auch gesamtwirtschaftlich gesehen wohlfahrtsfördernd wirken würde. Es muss jedoch geklärt werden, welche Kosten bei der Versorgung pflegebedürftiger Menschen von der Pflege- bzw. Krankenversicherung übernommen werden. Merda et al. (2017: 12 ff.) identifizieren für alle Teilbereiche der Technikentwicklung in der ambulanten Pflege, dass die unklare Finanzierung eine der größten Herausforderungen darstellt. Auch wurde schon gezeigt, dass es bei technischen Assistenzsysteme ein Kontinuum zwischen ihrem Nutzen zur allgemeinen Lebensunterstützung auf der einen Seite und der Unterstützung bei Pflegebedürftigkeit auf der anderen gibt, was dazu führt, dass bisher nur wenige Systeme im HMV der Kranken- und Pflegekassen aufgeführt sind (vgl. Weiß et al. 2013). Weiß et al. (2017) entwerfen in ihrem Beitrag, basierend auf ihrer Marktanalyse aus dem Jahr 2013, ein Konzept zur Bestimmung des Nutzwerts technischer Assistenzsysteme aus Sicht der Pflegeversicherung, um zu klären, welche Systeme für welche Pflegestufe von der Pflegeversicherung übernommen werden sollten und welche Systeme sich die Pflegebedürftigen selbst finanzieren müssen.

Um die Frage aus Sicht des gesamten Gesundheitssystems zu beantworten, entwickeln Fachinger et al. (2012) mehrere Finanzierungsansätze für technische Assistenzsysteme. Zu unterscheiden ist hierbei die äußere von der inneren Finanzierung. Die äußere Finanzierung versucht die Frage der Unternehmensfinanzierung, also der Kostensubventionierung für die Planung, Entwicklung und Einführung neuer technischer Assistenzsysteme zu klären. Die innere Finanzierung beschäftigt sich mit der Frage, ob technische Systeme für Pflegebedürftige durch die Kranken- oder Pflegeversicherung erstattet werden sollen. Möglichkeiten der äußeren Finanzierung wären zum einen Firmenpartnerschaften (Joint Ventures), wie z.B. solche von Technikherstellern mit der Wohnungswirtschaft oder aber Kooperationen mit Pflegedienstleistern und zum anderen die Finanzierung durch Förderprogramme auf nationaler und internationaler Ebene. Bei der Frage der inneren Finanzierung von technischen Systemen stellen die Autoren fest, dass sowohl der erste Gesundheitsmarkt (Gesundheitsleistungen, die durch die Krankenkassen finanziert werden) als auch der zweite Gesundheitsmarkt (Selbstbeteiligung der Versicherten/Out-of-Pocket-Zahlungen) in Deutschland theoretisch zahlreiche alternative Finanzierungsansätze für Assistenzsysteme bieten. Auf dem ersten Gesundheitsmarkt wäre eine sogenannte Netzwerkbudgetierung eine mögliche Finanzierungsoption. Laut Autoren eignet sich ein solches „vernetztes, sektorenübergreifendes medizinisches Versorgungs- und Pflegenetzwerk mit einer entsprechenden Qualitätssicherung" (Fachinger et al. 2012: 38) dafür, die Finanzierung/Vergütung im Rahmen von Selektivverträgen (Einzelverträge zwischen Leistungserbringern und Ausgabenträgern) zu organisieren, um gezielt ökonomische Anreize zur Finanzierung zu setzen. Bis ein solches System umgesetzt werden könnte, bedarf es im Rahmen eines langen Prozesses allerdings multipler Reformen, was daher in naher Zukunft erst einmal nicht abzusehen ist. Auf dem marktwirtschaftlich organisierten, sich schnell entwickelnden und kaum regulierten zweiten Gesundheitsmarkt könnten Umsatzmodelle für die Leistungserbringer technischer Assistenzsysteme im Rahmen von gesetzlichen und privaten Zusatz-(pflege)-versicherungen geregelt werden. Hierbei ist jedoch zu beachten, dass das Umsatzpotential technischer Assistenzsysteme am Markt nur auf sehr lange Sicht von privaten Haushalten zu tragen ist, auch wenn die privaten Gesundheitsausgaben einen immer höheren Stellenwert einnehmen (Fachinger et al. 2012: 46 f.).

Abschließend kann man zur Problematik der ungeklärten Finanzierung technischer Assistenzsysteme im deutschen Gesundheitssystem festhalten, dass sowohl Konzepte zur Kosten-Nutzen-Bewertung aus Sicht der Kranken- und Pflegeversicherung existieren, als auch Kostenerstattungsmodelle, welche die äußere und innere Finanzierung dieser Systeme, nicht nur für die ambulante Pflege, sondern darüber hinaus für den gesamten Gesundheitssektor, regulieren könnten. Diese Ansätze sind jedoch bisher größtenteils theoretischer Natur und es ist aufgrund des komplexen Hintergrunds von Finanzierungsoptionen schwer, Handlungsempfehlungen für die politischen Entscheidungsträger abzuleiten, weshalb solche Überlegungen lediglich die Grundlage für weitere Diskussionen bilden.

7.3.3 Fehlende Marktreife bei technischen Systemen

Als weitere Herausforderung auf der Ebene des Gesundheitssystems lässt sich die fehlende Marktreife auf dem Markt für technische Assistenzsysteme herausstellen. Damit ist sowohl die fehlende Produktreife der technischen Innovationen an sich als auch die fehlende Reife des gesamten Marktes gemeint. Ein Großteil der entwickelten Produkte hatte im Jahr 2018 noch keine Marktreife erreicht (Rösler et al. 2018: 19). Diese Unreife bedingt sich zu großen Teilen durch die bereits angesprochenen Probleme, wie zum Beispiel eine unklare Finanzierung oder die aufgeführten Aspekte, welche die Akzeptanz der NutzerInnen hemmen. Darüber hinaus lässt sich jedoch feststellen, dass im Bereich der gesundheitsrelevanten Technologien noch kaum Modelle beschrieben sind, die den gesamten Entwicklungsprozess von der Idee bis zur Markteinführung und Evaluation einer auf dem Markt erhältlichen Technologie abbilden (Hahn & Thilo 2017: 178), was sich in der Schnelllebigkeit der Produkte und dem ständigen Auftauchen neuer, zumindest zum Teil verbesserter technischer Lösungen widerspiegelt (Grünendahl et al. 2017: 67). Das führt in der Praxis dazu, dass in Projekten gewonnene, durchaus vielversprechende Ansätze, nicht dauerhaft umgesetzt werden können und deshalb am Markt scheitern. Zudem können Technologien mit einer derart kurzen Existenzspanne nicht aufeinander abgestimmt werden und es kommt zu sogenannten ‚Stand-Alone'- oder Insellösungen auf dem Markt der technischen Assistenzsysteme. Das bedeutet, dass einzelne Systeme, die zusammen genommen einen positiven Effekt erzielen könnten, nicht miteinander kompatibel sind, was den Produkten im Umkehrschluss das Bestehen am Markt erschwert (Grünendahl et al. 2017: 56).

8 Fazit und Ausblick

Zum Abschluss dieser Arbeit werden in diesem Teil alle zentralen Ergebnisse zur Beantwortung der Fragestellung zusammengefasst und bewertet. Somit wird der Bogen zu der in der Einleitung aufgeworfenen Problemstellung gespannt. Daraufhin wird die Thematik der technischen Assistenzsysteme in den Gesamtkontext des demografischen Wandels eingeordnet. Auch soll dargestellt werden, welche aktuellen Entwicklungen es in der Forschung gibt. Die Arbeit wird mit einem Zukunftsausblick abgeschlossen.

Die Wirkungskette des demografischen Wandels in der ambulanten Krankenpflege wurde zu Beginn der Arbeit herausgestellt. Die immer älter werdende Gesellschaft und der Anstieg des Anteils hochaltriger Menschen an der Bevölkerung bedingt die Zunahme altersbedingter Erkrankungen, wie beispielsweise Demenz. Dass sich diese Entwicklung laut Bevölkerungsvorausberechnungen auch in Zukunft fortsetzen wird, führt zu einem Anstieg der Anzahl Pflegebedürftiger in Deutschland. Die insgesamt steigende Zahl an Beschäftigten im Pflegesektor reicht nicht aus, um den drohenden Fachkräftemangel in der (ambulanten) Pflege abzuwenden. Da ein Großteil der Pflegebedürftigen zu Hause versorgt wird, wird die Pflegetätigkeit vermehrt von informellen Pflegekräften übernommen, was deren Überlastung zur Folge hat und im Endeffekt zu starken Einbußen in der Versorgungsqualität führt. Durch die Darstellung dieser Problematik wurde der Bedarf aufgezeigt, die Situation Pflegebedürftiger grundlegend zu verbessern und die Begründung für die Analyse der Potentiale und Herausforderungen technischer Assistenzsysteme gegeben.

Es konnte klar herausgestellt werden, dass es aufgrund der breiten Spanne an Systemen und der synonymen Verwendung von abzugrenzenden Begriffen in der einschlägigen Literatur sehr schwer ist, sich auf eine einheitliche Unterteilung von Technik im Pflegesektor zu einigen. Hier besteht die dringende Notwendigkeit der Entwicklung von einheitlichen Begriffsdefinitionen und -abgrenzungen. Diese fehlende Selbstdefinition technischer Assistenzsysteme stellte sich später als Teil des Akzeptanzproblems heraus. Dennoch konnten mehrere Möglichkeiten aufgezeigt werden, technische Systeme sinnvoll zu klassifizieren. Die Darstellung einiger Technologien in der Anwendung, sowie dem Konzept der Quartiersvernetzung, zeigten konkrete Einsatzmöglichkeiten der Systeme in der Praxis auf. Das Verlangen Pflegebedürftiger, mit fortschreitendem Alter/fortschreitender Pflegebedürftigkeit möglichst lange und selbstständig in der eigenen Wohnung zu verbleiben, konnte als zentrales Bedürfnis bei der Betrachtung der NutzerInnen technischer Assistenzsysteme identifiziert werden. Die Analyse hat ergeben, dass es ein breites

Spektrum an Lösungsansätzen gibt, die dafür geeignet sind, die Lebensqualität, Selbstständigkeit und weitere Bedürfnisse von Pflegebedürftigen zu optimieren. Pflegende werden somit von belastenden Faktoren befreit, was den Grundstein für die Erhöhung der Attraktivität des Berufes legt. Neben diesen enormen Potentialen auf der individuellen Ebene konnten im Hauptteil auch auf systemischer Ebene große Verbesserungsmöglichkeiten herausgestellt werden. Durch eine beschleunigte Digitalisierung bestünde die Möglichkeit, die Erwerbstätigkeit im Pflegesektor zu erhöhen und Arbeitsplätze zu schaffen, welche aufgrund der Attraktivitätssteigerung durch technische Assistenz und der geringen Substituierbarkeit des Berufes auch mit neuen Fachkräften zu besetzen wären. Neuartige Technologien sorgen für die Sammlung neuer Informationen und einen besseren Informationsfluss und fördern zudem noch die gesundheitliche Versorgung in den durch den demografischen Wandel besonders betroffenen ländlichen Regionen Deutschlands. Sie versprechen zudem ein enormes Umsatzpotential, wodurch sich zunehmend neue Märkte für technische Assistenzsysteme als Gesundheitsgüter entwickeln, was auch gesamtwirtschaftlich wohlfahrtsfördernd wirkt.

Dass Pflegende eine ablehnende Haltung gegenüber Technik haben, konnte widerlegt werden. Allerdings gibt es noch viele Hindernisse, welche die Umsetzung der Potentiale behindern und als Begründung genannt werden können, warum das Gesundheitswesen im Vergleich mit anderen Branchen bisher so gering digitalisiert ist. Systeme zu entwickeln, die auch von den NutzerInnen akzeptiert werden, ist wohl die größte Herausforderung des Überschneidungsbereichs von Technik und Pflege. Es wurde gezeigt, dass Akzeptanz nur durch einen strukturellen Einbezug von Nutzenden in den Prozess der Technikentwicklung und unter Berücksichtigung ihrer speziellen Bedürfnisse erreicht werden kann. Nur so kann gewährleistet werden, dass den Aspekten des Datenschutzes und dem Erhalt der Menschenwürde auch genügend Aufmerksamkeit geschenkt wird. Zudem müssen Konzepte zur schnellen wissenschaftlichen Bewertung des Effizienznachweises technischer Assistenzsysteme in den rasanten Prozess der Technikentwicklung mit eingebunden werden, denn bisher existiert kaum empirische Evidenz, die einen gewinnbringenden Nutzen bestätigen oder widerlegen kann. Nur wenn tatsächlich ein Nutzen erwartet wird, sind Unternehmen auch bereit, in Technik zu investieren. Hier sollte, immer unter Einbezug der NutzerInnen, dringend intensiver geforscht werden, um aufzuzeigen, welche Technologien diese Anforderungen erfüllen. All dies ist jedoch nur möglich, wenn nicht versäumt wird, die Finanzierung solcher Systeme innerhalb unseres Gesundheitssystems rechtzeitig und eindeutig zu regulieren.

Erst wenn Konzepte zur Bewältigung all dieser Herausforderungen gefunden wurden, kann eine flächendeckende Einführung technischer Assistenzsysteme auf dem Markt im Zuge der Digitalisierung funktionieren. Gelingt dies den politischen Verantwortungsträgern, könnten technische Assistenzsysteme einen erheblichen Beitrag zur Eindämmung der Bedrohungen, die der demografische Wandel mit sich bringt, leisten. Dies soll als Beantwortung meiner Fragestellung dienen. Natürlich sind diese Herausforderungen nicht alleine durch den vermehrten Einsatz von technischen Assistenzsystemen zu bewältigen, sondern es muss immer eine Einordnung der Problematik in den Gesamtkontext des demografischen Wandels erfolgen. Auch andere Ansätze zur Attraktivitätssteigerung der Pflegetätigkeit, zum Beispiel durch eine Erweiterung der Verantwortungsbereiche von Pflegekräften, die höhere Akademisierung des Pflegeberufs, die Integration von Pflegekräften aus dem Ausland oder eine bessere Bezahlung gilt es intensiv zu erforschen und in Relation zu setzen.

Die Bundesregierung hat in den letzten Jahren schon Ansätze der Bereitschaft gezeigt, auch in die ambulante Pflege etwas für eine Integration von Technik zu unternehmen. Zum 01.01.2016 trat das sogenannte ‚E-Health-Gesetz' (Gesetz für sichere digitale Kommunikation und Anwendungen im Gesundheitswesen) der Bundesregierung erstmalig in Kraft und beinhaltete einen konkreten Fahrplan für den Aufbau einer sicheren Telematikinfrastruktur. Es setzte zudem Anreize zur Einführung von technisch-medizinischen Anwendungen in Gesundheitseinrichtungen. Somit sollen vor allem telemedizinische Leistungen gefördert werden (BMG 2019, o.S.). Außerdem fördert das Bundesministerium für Bildung und Forschung (BMBF) technische Innovationen und Projekte aus dem Bereich der technischen Assistenzsysteme immer wieder in größerem Rahmen aus dem Staatshaushalt. Nach der Ausschreibung im Jahr 2008 wurden 17 Projekte unter dem Motto ‚Altersgerechte Assistenzsysteme für ein gesundes und unabhängiges Leben - AAL' mit insgesamt 45 Millionen Euro gefördert (BMBF 2008a: 1). Oberstes Ziel war die „Aufrechterhaltung von Selbständigkeit in einer bekannten häuslichen Umgebung" mit der Hoffnung, neue Märkte für diese Systeme zu öffnen. Gefordert wurde, dass die Innovationen „deutlich über den aktuellen Stand der Technik hinausgehen" sowie „eine einfache Bedienbarkeit und eine nachträgliche Installierbarkeit der Assistenzsysteme" und die „Einbindung in eine übergeordnete Begleitforschung", was dem Evidenznachweis dienen soll. Allerdings betrug die durchschnittliche Förderdauer nur drei Jahre (BMBF 2008b, o.S.). Neben einigen weiteren Förderprojekten, gab es auch dieses Jahr wieder eine Bekanntmachung des BMBF zur Förderung von

Forschung und Entwicklung auf dem Gebiet ‚Robotische Systeme für die Pflege‘ mit dem Ziel, die Selbstständigkeit von Pflegebedürftigen zu stärken, Pflegende physisch und psychisch zu entlasten und somit marktreife Robotik in der Pflege zu entwickeln (BMBF 2018, o.S.). Auf Bundesebene wird also einiges getan, um technische Assistenzsysteme in die ambulante Pflege zu integrieren.

Insgesamt konnte diese Arbeit aufzeigen, welche Potentiale in einem vermehrten Einsatz solcher Assistenzsysteme stecken, mahnt jedoch gleichzeitig vor den großen Herausforderungen der Technikentwicklung. Wenn diese aber hinreichend berücksichtigt werden, kann zum Abschluss das Fazit gezogen werden, dass technische Assistenzsysteme in der Lage sind, einen erheblichen Beitrag zur Bewältigung der Herausforderungen des demografischen Wandels zu leisten. Pflege und Technik haben das Potential, in ihrem Überschneidungsbereich gemeinsam die Zukunft einer alternden Bevölkerung positiv zu gestalten.

Literaturverzeichnis

Baierlein, J. (2017). Grad der Digitalisierung im Gesundheitswesen im Branchenvergleich – Hinderungsgründe und Chancen. In: M. A. Pfannstiel, P. Da-Cruz, & H. Mehlich (Hrsg.), Digitale Transformation von Dienstleistungen im Gesundheitswesen II: Impulse für das Management (S.1-11). Wiesbaden: Springer Gabler.

Bauer, S. (2009). Ansteigende Diversitäten ländlicher Räume? Schlussfolgerungen für die Regionalpolitik. In: R. Friedel & E. A. Spindler (Hrsg.), Nachhaltige Entwicklung ländlicher Räume Chancenverbesserung durch Innovation und Traditionspflege (S.97-112). Wiesbaden: VS Verlag für Sozialwissenschaften.

Bendel, O. (2019). Industrie 4.0. Von: Gablers Wirtschaftslexikon. Springer Gabler Verlag. Verfügbar unter: https://wirtschaftslexikon.gabler.de/definition/industrie-40-54032/version-368841 [05.08.2019]

Bertschek, I., & Graumann, S. (2017). Monitoring-Report Wirtschaft DIGITAL 2017. Berlin: Bundesministerium für Wirtschaft und Energie (BMWi).

Betz, D. (2010). Grundlegende Anforderungen an AAL-Technologien und Systeme. In: S. Meyer & H. Mollenkopf (Hrsg.), AAL in der alternden Gesellschaft - Anforderungen, Akzeptanz und Perspektiven (S. 63-108). Berlin/Offenbach: VDE Verlag GmBH.

Bickel, H. (2018). Die Häufigkeit von Demenzerkrankungen. Informationsblatt 1. Berlin: Deutsche Alzheimer Gesellschaft e.V.

Biniok, P., & Lettkemann, E. (2017). Assistive Gesellschaft. Multidisziplinäre Erkundungen zur Sozialform „Assistenz". Wiesbaden: VS Verlag für Sozialwissenschaften.

Blüher, S., Schnitzer, S., & Kuhlmey, A. (2017). Der Zustand Pflegebedürftigkeit und seine Einflussfaktoren im hohen Lebensalter. In: K. Jacobs, A. Kuhlmey, S. Greß, J. Klauber, & A. Schwinger (Hrsg.), Pflege-Report 2017. Die Versorgung der Pflegebedürftigen (S.3-11). Stuttgart: Schattauer Verlag.

Bridgelal Ram, M., Grocott, P. R., & Weir, H. C. (2007). Issues and challenges of involving users in medical device development. Health Expectations, 11(1), 63-71.

Brösicke, K., Knaack, J., Köppen, J., Regel, A., Rudolphi, M., & Schnicke-Sasse, P. (2017). 120. Deutscher Ärztetag. Beschlussprotokoll. Freiburg: Bundesärztekammer.

Bundesministerium der Justiz und für Verbraucherschutz (BMJV) (2017). Sozialgesetzbuch (SGB) - Elftes Buch (XI) - Soziale Pflegeversicherung (Artikel 1 des Gesetzes vom 26. Mai 1994, BGBl. I S. 1014). § 15 Ermittlung des Grades der Pflegebedürftigkeit, Begutachtungsinstrument. Verfügbar unter: https://www.gesetze-im-internet.de/sgb_11/_15.html [20.07.2019]

Bundesministerium für Bildung und Forschung (BMBF) (2008a). Assistenzsysteme im Dienste des älteren Menschen Porträts der ausgewählten Projekte in der BMBF-Fördermaßnahme. „Altersgerechte Assistenzsysteme für ein gesundes und unabhängiges Leben – AAL". München: Fraunhofer.

Bundesministerium für Bildung und Forschung (BMBF) (2008b). Bekanntmachung des Bundesministeriums für Bildung und Forschung von Richtlinien zur Förderung von Forschung und Entwicklung auf dem Gebiet "Altersgerechter Assistenzsysteme für ein gesundes und unabhängiges Leben - AAL". Verfügbar unter: https://www.bmbf.de/foerderungen/bekanntmachung-337.html [06.08.2019]

Bundesministerium für Bildung und Forschung (BMBF) (2016). Pflege von Angehörigen: Eine animierte Puppe kann helfen. Verfügbar unter: https://www.bmbf.de/de/eine-animierte-puppe-hilft-in-der-pflege-2853.html [06.08.2019]

Bundesministerium für Bildung und Forschung (BMBF) (2018). Bekanntmachung. Richtlinie zur Förderung von Forschung und Entwicklung auf dem Gebiet „Robotische Systeme für die Pflege". Verfügbar unter: https://www.bmbf.de/foerderungen/bekanntmachung-2088.html [06.08.2019]

Bundesministerium für Gesundheit (BMG) (2018a). Begriffe A-Z. E-Health. Verfügbar unter: https://www.bundesgesundheitsministerium.de/service/begriffe-von-a-z/e/e-health.html [05.08.2019]

Bundesministerium für Gesundheit (BMG) (2018b). Beschäftigte in der Pflege. Pflegekräfte nach SGB XI – Soziale Pflegeversicherung. Verfügbar unter: https://www.bundesgesundheitsministerium.de/themen/pflege/pflegekraefte/beschaeftigte.html#c3331 [01.08.2019]

Bundesministerium für Gesundheit (BMG) (2018c). Online-Ratgeber Pflege. Pflegegrad. Verfügbar unter: https://www.bundesgesundheitsministe-rium.de/pflegegrad.html [02.08.2019]

Bundesministerium für Gesundheit (BMG) (2019). E-Health-Gesetz. Verfügbar unter: https://www.bundesgesundheitsministerium.de/service/be-griffe-von-a-z/e/e-health-gesetz.html [06.08.2019]

Bundesministerium für Wirtschaft und Energie (BMWi) (2019). Europäische Datenschutz-Grundverordnung. Verfügbar unter: https://www.bmwi.de/Redaktion/DE/Artikel/Digitale-Welt/europaei-sche-datenschutzgrundverordnung.html [05.08.2019]

Bundeszentrale für politische Bildung (bpb) (2019). Demografie/demografisch. Verfügbar unter: https://www.bpb.de/nachschlagen/lexika/pocket-poli-tik/16386/demografie-demografisch [25.07.2019]

Claßen, K., Oswald, F., Wahl, H. W., Heusel, C., Antfang, P., & Becker, C. (2010). Bewertung neuerer Technologien durch Bewohner und Pflegemitarbeiter im institutionellen Kontext. Befunde des Projekts BETAGT. Z Gerontol Geriatr, 43(4), 210-218.

Daum, M. (2017). Digitalisierung und Technisierung der Pflege in Deutschland. Aktuelle Trends und ihre Folgewirkungen auf Arbeitsorganisation, Beschäftigung und Qualifizierung. Hamburg: DAA-Stiftung Bildung und Beruf.

De Vito Dabbs, A., Myers, B., Mc Curry, K. R., Dunbar-Jacob, J., Hawkins, R. P., Begey, A., & Dew, M. A. (2009). User-centered design and interactive health technologies for patients. CIN: Computers, Informatics, Nursing., 27(3). 175-183

Elsbernd, A., Lehmeyer, S., Schilling, U., Warendorf, K., & Wu, J. (2014). Bedarfsgerechte technikgestützte Pflege in Baden-Württemberg-Technologien und Dienstleistungen für ein selbstbestimmtes Leben im Alter. Esslingen: Hochschule Esslingen-University of Applied Science.

Ewers, M. (2010). Vom Konzept zur klinischen Realität – Desiderata und Perspektiven in der Forschung über die technikintensive häusliche Versorgung in Deutschland. Pflege & Gesellschaft, 15(4), 314-329.

Fachinger, U., Koch, H., Henke, K., Troppens, S., Braeseke, G., & Merda, M. (2012). Ökonomische Potenziale altersgerechter Assistenzsysteme. Vechta: Universität Vechta-Institut für Gerontologie.

Frey, C., & Osborne, M. (2013). The Future of Employment: How Susceptible Are Jobs to Computerisation? Oxford: Oxford Martin Programme on Technology and Employment.

Friesacher, H. (2010). Pflege und Technik - eine kritische Analyse. Pflege & Gesellschaft, 15(4), 293-313.

Gesundheitsberichterstattung (GBE) des Bundes (2018). Gesundheitspersonal in 1.000. Gliederungsmerkmale: Jahre, Deutschland, Alter, Beschäftigungsart, Beruf. Von: Statistisches Bundesamt. Verfügbar unter: http://www.gbe-bund.de/oowa921-install/servlet/oowa/aw92/WS0100/_XWD_FORMPROC?TARGET=&PAGE=_XWD_2&OPINDEX=3&HANDLER=XS_ROTATE_ADVANCED&DATACUBE=_XWD_30&D.000=DOWN&D.002=ACROSS&D.767=PAGE&D.489=PAGE [26.07.2019]

Gigerenzer, G., Schlegel-Matthies, K., & Wagner, G. (2016). Digitale Welt und Gesundheit. eHealth und mHealth - Chancen und Risiken der Digitalisierung im Gesundheitsbereich. Berlin: Sachverständigenrat für Verbraucherfragen beim Bundesministerium der Justiz und für Verbraucherschutz.

Gjevjon, E. R., Øderud, T., Wensaas, G. H., & Moen, A. (2014). Toward a Typology of Technology Users: How Older People Experience Technology's Potential for Active Aging. Stud Health Technol Inform, 201, 25-31

GKV-Spitzenverband (2019). Hilfsmittelverzeichnis. Verfügbar unter: https://www.gkv-spitzenverband.de/krankenversicherung/hilfsmittel/hilfsmittelverzeichnis/hilfsmittelverzeichnis.jsp [08.08.2019]

Grünendahl, M., Leonhardt, S., & Teich, T. (2017). Mehrwert in der häuslichen Pflege durch vernetzte Ambient-Assisted-Living-Systeme. In: M. A. Pfannstiel, S. Krammer, & W. Swoboda (Hrsg.), Digitale Transformation von Dienstleistungen im Gesundheitswesen III: Impulse für die Pflegepraxis. (S. 55-69). Wiesbaden: Springer Fachmedien.

Hahn, S., & Thilo, F. J. S. (2017). Mitsprache in der Digitalisierung: Systematischer und praxisnaher Einbezug der Nutzenden von gesundheitsrelevanten Technologien. In: M. A. Pfannstiel, S. Krammer, & W. Swoboda (Hrsg.), Digitale Transformation von Dienstleistungen im Gesundheitswesen III: Impulse für die Pflegepraxis. (S.173-186). Wiesbaden: Springer Fachmedien.

Haustein, T., Mischke, J., Schönfeld, F., & Willand, I. (2016). Ältere Menschen in Deutschland und der EU. Wiesbaden: Statistisches Bundesamt.

Heuberger, M., & Vilain, M. (2017). Möglichkeiten und Grenzen der Digitalisierung des Medikamentenmanagements in stationären Pflegeeinrichtungen. In: M. A. Pfannstiel, S. Krammer, & W. Swoboda (Hrsg.), Digitale Transformation von Dienstleistungen im Gesundheitswesen III: Impulse für die Pflegepraxis (S.15-32). Wiesbaden: Springer Fachmedien.

Hielscher, V. (2014). iso-Report Nr. 1. Berichte aus Forschung und Praxis. Technikeinsatz und Arbeit in der Altenpflege. Ergebnisse einer internationalen Literaturrecherche. Saarbrücken: Institut für Sozialforschung und Sozialwirtschaft (iso) e.V.

Höpflinger, F. (2019). Frauen im Alter – Feminisierung des Alters. Geschlechtsspezifische Unterschiede in der Lebenserwartung – ein globales Phänomen moderner Gesellschaften.

Hübner, U., Liebe, J., Hüsers, J., Thye, J., Egbert, N., Hackl, W., & Ammenwerth, E. (2015). IT-Report Gesundheitswesen. Schwerpunkt Pflege im Informationszeitalter. Osnabrück: Hochschule Osnabrück-University of Applied Sciences.

Hülsken-Giesler, M. (2007). Pflege und Technik – Annäherung an ein spannungsreiches Verhältnis Zum gegenwärtigen Stand der internationalen Diskussion. 1. Teil. Pflege, 20(3), 103-112.

Hülsken-Giesler, M. (2010). Technikkompetenzen in der Pflege. Anforderungen im Kontext der Etablierung Neuer Technologien in der Gesundheitsversorgung. Pflege & Gesellschaft, 15(4), 330-352.

Hülsken-Giesler, M. (2015). Neue Technologien in der Pflege. Wo stehen wir – was ist zu erwarten. In: U. Rösler (Hrsg.), Intelligente Technik in der beruflichen Pflege. Von den Chancen und Risiken einer Pflege 4.0 (S.10-13). Dortmund: Bundesanstalt für Arbeitsschutz und Arbeitsmedizin (BAuA).

International Federation of Robotics (IFR) (2016). Definition "Service Robotics". Verfügbar unter: https://ifr.org/img/office/Service_Robots_2016_Chapter_1_2.pdf [03.08.2019]

Kühn, F. (2017). Die demografische Entwicklung in Deutschland. Eine Einführung. Von: Bundeszentrale für politische Bildung (bpb). Verfügbar unter: https://www.bpb.de/politik/innenpolitik/demografischer-wandel/196911/fertilitaet-mortalitaet-migration [25.07.2019]

McCreadie, C., & Tinker, A. (2005). The acceptability of assistive technology to older people. Ageing and Society, 25, 91-110.

Merda, M., Schmidt, K., & Kähler, B. (2017). Pflege 4.0 - Einsatz moderner Technologien aus der Sicht professionell Pflegender. Forschungsbericht. Hamburg: Berufsgenossenschaft für Gesundheitsdienst und Wohlfahrtspflege (BGW).

Nagel, K. (2017). Integration technischer Assistenzsysteme im häuslichen Umfeld – Potenziale und Herausforderungen. In: M. A. Pfannstiel, S. Krammer, & W. Swoboda (Hrsg.), Digitale Transformation von Dienstleistungen im Gesundheitswesen III: Impulse für die Pflegepraxis (S.251-267). Wiesbaden: Springer Fachmedien.

Prognos AG (2017). Digitalisierung als Rahmenbedingung für Wachstum. München: Vereinigung der Bayerischen Wirtschaft e. V. (vbw).

Rashidi, P., & Mihailidis, A. (2013). A Survey on Ambient-Assisted Living Tools for Older Adults. IEEE Journal of Biomedical and Health Informatics, 17(3), 579-590.

Rösler, U., Schmidt, K., Merda, M., & Melzer, M. (2018). Digitalisierung in der Pflege. Wie intelligente Technologien die Arbeit professionell Pflegender verändern. Berlin: Initiative Neue Qualität (INQA) der Arbeit der Bundesanstalt für Arbeitsschutz und Arbeitsmedizin.

Rothgang, H., Müller, R., Runte, R., & Unger, R. (2017). BARMER Pflegereport 2017. Schriftenreihe zur Gesundheitsanalyse. Siegburg: Asgard-Verlagsservice GmbH.

Schulz, R., Wahl, H.-W., Matthews, J., De Vito Dabbs, A., Beach, S., & Czaja, S. (2015). Advancing the Aging and Technology Agenda in Gerontology. The Gerontologist, 55(5), 724-734.

Sellemann, B. (2010). Verbreitung von Pflegeinformationssystemen in Deutschland und Österreich: Implikationen für die Praxis und Forschung. Von: Hochschule Osnabrück-University of Applied Sciences. Verfügbar unter: http://www.pflegefachtagung-bremen.de/tl_files/pflegefachtagung/Praesentationen/Dr.%20Bjoern%20Sellemann%20-%20Verbreitung%20von%20Pflegeinformationssystemen%20in%20Deutschland%20und%20Oesterreich_Implikationen%20fuer%20die%20Praxis%20und%20Forschung.pdf [28.07.2019]

Simon, B. (2001). E-Learning an Hochschulen: Gestaltungsräume und Erfolgsfaktoren von Wissensmedien (Reihe E-Learning, Bd. 1). Lohmar: Joseph Eul Verlag.

Smith, C. (2008). Technology and web-based support. Journal of Social Work Education, 44(sup3), 75-82.

Sowinski, C., Kirchen-Peters, S., & Hielscher, V. (2013). Praxiserfahrungen zum Technikeinsatz in der Altenpflege. Berlin: Kuratorium deutsche Altenpflege.

Statistisches Bundesamt (2018). Pflegestatistik. Pflege im Rahmen der Pflegeversicherung. Deutschlandergebnisse. Wiesbaden: Statistisches Bundesamt

Statistisches Bundesamt (2019a). Bevölkerung im Erwerbsalter sinkt bis 2035 voraussichtlich um 4 bis 6 Millionen. Pressemitteilung Nr. 242 vom 27. Juni 2019. Verfügbar unter: https://www.destatis.de/DE/Presse/Pressemitteilungen/2019/06/PD19_242_12411.html [28.07.2019]

Statistisches Bundesamt (2019b). Ergebnisse der 14. koordinierten Bevölkerungsvorausberechnung. Variante 1, Variante 2 und Variante 3 im Vergleich. Verfügbar unter: https://www.destatis.de/DE/Themen/Gesellschaft-Umwelt/Bevoelkerung/Bevoelkerungsvorausberechnung/Tabellen/variante-1-2-3-altersgruppen.html [28.07.2019]

Statistisches Bundesamt (2019c). Zusammengefasste Geburtenziffer*: Entwicklung der Fertilitätsrate in Deutschland von 1990 bis 2017. Verfügbar unter: https://de.statista.com/statistik/daten/studie/36672/umfrage/anzahl-der-kinder-je-frau-in-deutschland/

Statistisches Bundesamt (2019d). Zuwanderung 2018: Deutschland wächst um 400 000 Menschen. Pressemitteilung Nr. 271 vom 16. Juli 2019. Verfügbar unter: https://www.destatis.de/DE/Presse/Pressemitteilungen/2019/07/PD19_271_12411.html [28.07.2019]

Thurich, E. (2011). pocket politik. Demokratie in Deutschland (Vol. 4). Bonn: Bundeszentrale für politische Bildung (bpb).

Vogler-Ludwig, K., Düll, N., & Kriechel, B. (2016). Arbeitsmarkt 2030. Wirtschaft und Arbeitsmarkt im digitalen Zeitalter. Prognose 2016. Bielefeld: W. Bertelsmann Verlag.

Weber, K., & Wackerbarth, A. (2017). Methoden der ethischen Evaluierung digitalisierter Dienstleistungen in der Pflege. In: M. A. Pfannstiel, S. Krammer, & W. Swoboda (Hrsg.), Digitale Transformation von Dienstleistungen im Gesundheitswesen III: Impulse für die Pflegepraxis (S.71-86). Wiesbaden: Springer Fachmedien.

Weiß, C. (2015). Technikentwicklung in der professionellen und informellen Pflege. In: U. Rösler (Hrsg.), Intelligente Technik in der beruflichen Pflege. Von den Chancen und Risiken einer Pflege 4.0. Dortmund: Bundesanstalt für Arbeitsschutz und Arbeitsmedizin (BAuA).

Weiß, C., Lutze, M., Compagna, D., Braeseke, G., Richter, T., & Merda, M. (2013). Abschlussbericht zur Studie. Unterstützung Pflegebedürftiger durch technische Assistenzsysteme. Berlin: VDI/VDE/IT GmbH & Institut für Europäische Gesundheits- und Sozialwirtschaft (IEGUS) GmbH.

Weiß, C., Lutze, M., Stock Gissendanner, S., & Peters, V. (2017). Nutzen und Finanzierung technischer Assistenzsysteme aus Sicht der Pflegeversicherung und weiterer Akteure der Verantwortungsgemeinschaft am Beispiel der Quartiersvernetzung. Berlin: VDI/VDE/IT GmbH & Institut für Europäische Gesundheits- und Sozialwirtschaft (IEGUS) GmbH.

Anhang

Anstieg der Pflegebedürftigen in Millionen

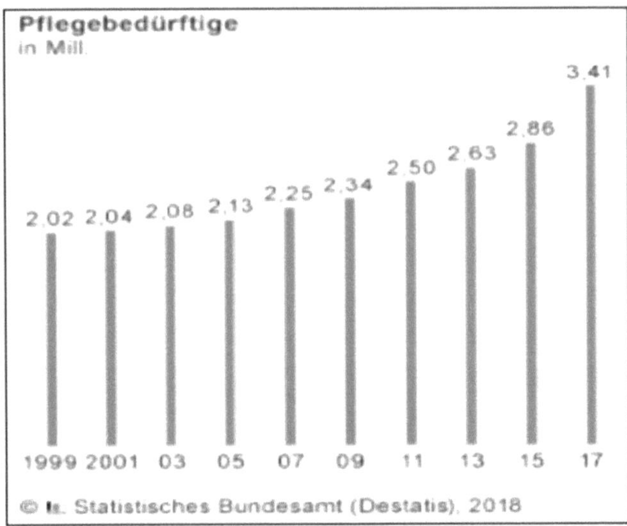

Abbildung 3: Anstieg der Pflegebedürftigen von 1999 bis 2017

Verfügbar unter: https://www.destatis.de/DE/Themen/Gesellschaft-Umwelt/Gesundheit/Pflege/_inhalt.html [30.07.2019]

Pflegebedürftige nach Versorgungsart, Geschlecht und Pflegestufe 2017

Pflege	Pflegebedürftige		Pflegegrade					Bisher ohne Zuordnung	Anteil an Pflegebedürftigen insgesamt
	insgesamt	darunter weiblich	1	2	3	4	5		
	Anzahl					%			
Insgesamt	3 414 378	62,9	1,4	46,0	30,0	16,1	6,6	0,2	100,0
Pflegebedürftige zu Hause versorgt	2 594 862	60,5	1,4	53,7	29,5	11,9	3,5	:	76,0
davon									
allein durch Angehörige[1]	1 764 904	57,7	:	56,4	29,5	11,3	2,8	:	51,7
zusammen mit/durch ambulante Pflegedienste	829 958	66,5	4,5	47,7	29,5	13,2	5,0	:	24,3
Pflegebedürftige vollstationär in Heimen	818 289	70,4	0,9	21,4	31,7	29,6	16,3	0,7	24,0
Pflegebedürftige mit Pflegegrad 1 und teilstationärer Pflege	1 227	75,5	100,0	:	:	:	:	:	0,0

1: Entspricht den Empfängern/Empfängerinnen von ausschließlich Pflegegeld nach § 37 SGB XI.
Empfänger/-innen von Kombinationsleistungen nach § 38 SGB XI sind dagegen in den ambulanten Pflegediensten enthalten.

Abbildung 4: Pflegebedrüftige und ihre Pflegestufen
Verfügbar unter: https://www.destatis.de/DE/Themen/Gesellschaft-Umwelt/Gesund-
heit/Pflege/Tabellen/pflegebeduerftige-pflegestufe.html;jsessio-
nid=32DB5A12A97CA5A56F202CDE921BB9F0.internet721 [05.08.2019]

Zuordnung der 45 von Weiß et al. (2013) recherchierten Assistenzsysteme auf dem Kontinuum zwischen ‚Allgemeiner Lebensunterstützung' und ‚Unterstützung bei Pflegebedürftigkeit' (Weiß et al. 2013:39)

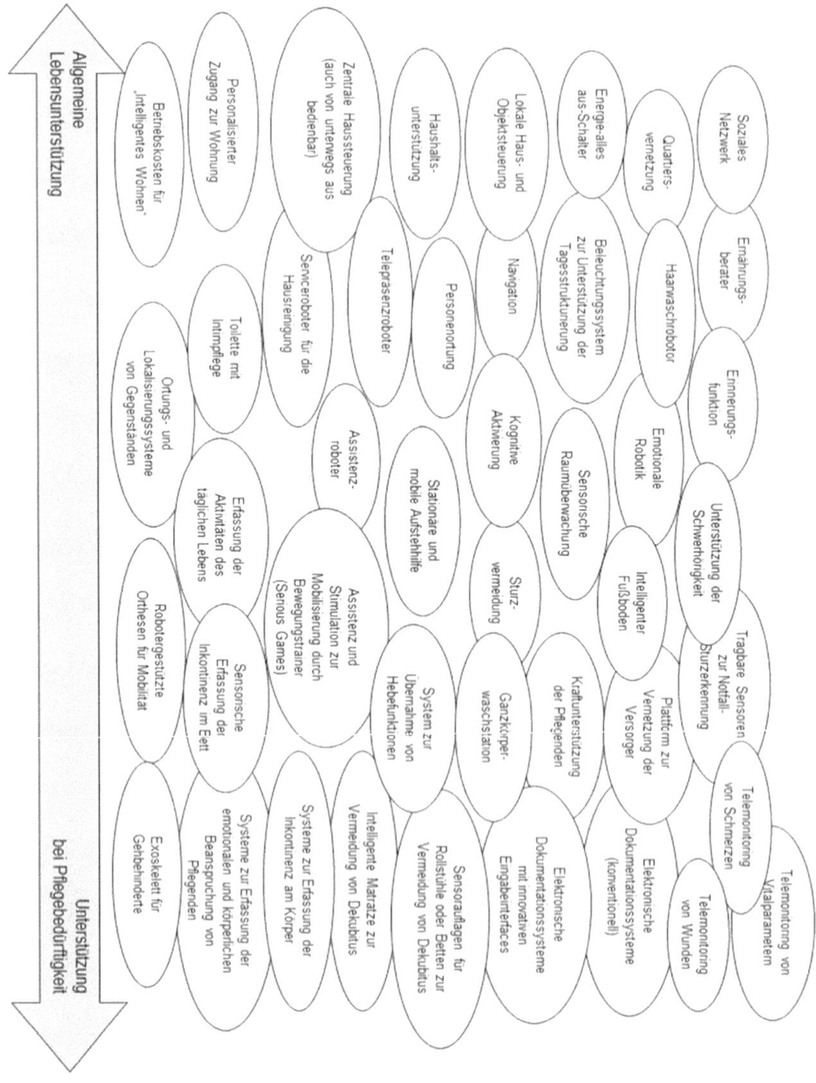

Abbildung 5: Zuordnung der Assistenzsysteme